中华脉诀精注精译精解丛书

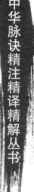

诊家正眼·四言脉诀

精注／精译／精解

编

著◎倪祥惠

中国中医药出版社

·北 京·

图书在版编目（CIP）数据

诊家正眼·四言脉诀精注精译精解 / 倪祥惠编著 . —北京：
中国中医药出版社，2018.6（2022.5 重印）
（中华脉诀精注精译精解丛书）
ISBN 978 – 7 – 5132 – 3373 – 6

Ⅰ . ①诊…　Ⅱ . ①倪…　Ⅲ . ①脉学—中国—明代　②《诊家正
眼》—注释　③《诊家正眼》—译文　Ⅳ . ① R241.1

中国版本图书馆 CIP 数据核字（2016）第 102271 号

中国中医药出版社出版

北京经济技术开发区科创十三街 31 号院二区 8 号楼
邮政编码　100176
传真　010-64405721
河北品睿印刷有限公司印刷
各地新华书店经销

开本 880×1230　1/32　印张 7　字数 139 千字
2018 年 6 月第 1 版　2022 年 5 月第 2 次印刷
书号　ISBN 978 – 7 – 5132 – 3373 – 6

定价 39.00 元
网址　www.cptcm.com

服 务 热 线　010-64405510
购 书 热 线　010-89535836
维 权 打 假　010-64405753

微信服务号　zgzyycbs
微商城网址　https://kdt.im/LIdUGr
官方微博　http://e.weibo.com/cptcm
天猫旗舰店网址　https://zgzyycbs.tmall.com

如有印装质量问题请与本社出版部联系（010-64405510）

《中华脉诀精注精译精解丛书》
编委会

总　主　编　陈家旭

副总主编　邹小娟

编　　委（排名不分先后）

陈家旭（北京中医药大学）

邹小娟（湖北中医药大学）

薛飞飞（暨南大学）

祝美珍（广西中医药大学）

陈云志（贵阳中医药大学）

倪祥惠（山东大学附属省立医院）

岳利峰（北京中医药大学东直门医院）

孙贵香（湖南中医药大学）

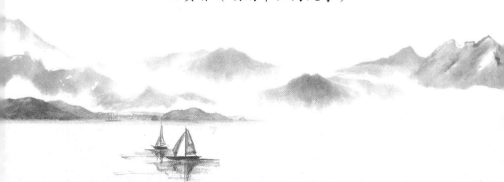

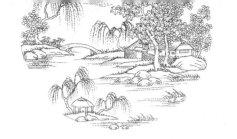

总序言

中华脉学是中医学的重要组成部分。脉诊是中医人不可或缺的重要技能之一。唐代杰出的医学家孙思邈曾这样说过："夫脉者，医之大业也。既不深究其道，何以为医者哉！"可以想见，脉学在中医学领域的地位举足轻重。

早在《黄帝内经》中，就提出了三部九候脉法，在《难经》中则更是提出独取寸口诊脉法，《伤寒杂病论》中也是极其重视平脉辨证的，直到王叔和的《脉经》问世，把脉诊从学术的地位上升到学科的地位。

脉诊是中医临床工作人员的必备技能。明代著名的医学家徐春甫说："脉为医之关键，医不察脉，则无以别证；证不别，则无可以措治。医惟明脉，则诚为良医，诊候不明，则为庸妄。"指出脉学是评判医者水平的标准。

然而，学习脉诊的难度又是业界所公认的。就连脉学的开山祖师王叔和也发出"胸中了了，指下难明"

的感叹；唐代著名医学家许胤宗也有"意之所解，口莫能宣"的感慨，清代闻名遐迩的医学家吴瑭也认为"四诊之法，惟脉最难，亦惟脉最可凭也"。这也说明脉学是中医学里最难学但又最重要的内容。

那么，脉学究竟能不能学好呢？答案是肯定的，但要学好脉学，不背一些脉诀怎么行？然而古今脉诀以歌诀体裁写成，犹怪世夐文隐，年移代革，其中隐藏的深意并非浅学所能窥造，因此，详细注解、翻译、阐发脉诀，对于后学者大有裨益。

"望龙光知古剑，砚宝气辨明珠"，事实上，中华脉学不啻古剑、明珠般宝贵。本套丛书精选《濒湖脉学》《诊家正眼》《脉诀汇辨》《脉药联珠》《四诊心法》《脉诀乳海》书中的脉诀部分，对歌诀进行精细校对，对术语生字详细注解，把歌赋心法进行白话翻译，对疑难重点详细解读。以期从多层面、多角度来阐发脉学真谛，揭开具有"脉理渊微，其体难辨"的脉学的神秘面纱，使"跨越时空、跨越国度、富有永恒魅力、具有现代价值"的中医学绽放异彩。

陈家旭

2017年7月于北京中医药大学

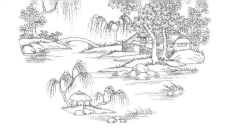

内容提要

　　《诊家正眼·四言脉诀》是"中华脉诀精注精译精解丛书"之一。全书辑录的歌诀来源于明代著名医家李中梓所著的《诊家正眼》，将《诊家正眼》中关于二十八脉脉象、主病、兼脉等内容的四言歌诀辑录出来，按照原文、提要、注释、译文、解析的体例精心编写，并在解析中参以相类脉的鉴别以及多种脉象的临床意义，是学习中医学脉诊的简易读本，特别适宜于中医初学者和中医爱好者学习脉诊阅读使用。

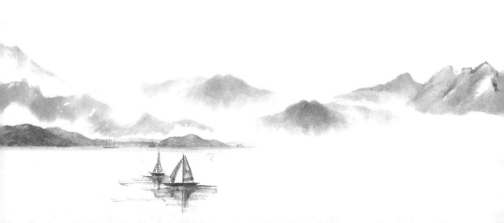

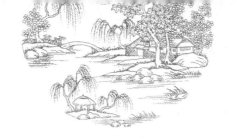

前　言

　　李中梓（1588—1655 年），字士材，号念莪，别号荩凡居士，江苏华亭（今上海松江区）人，明代著名医家。

　　李中梓一生十分重视中医理论研究，兼取众家之长。所著诸书，论述医理，多能深入浅出，通俗易懂，最为初学者登堂入室之捷径，在当时可称是一套最完整的中医教材。这对中医学的普及做出了较大贡献，成为明清间江南一大医家与宗师。李氏治学特点是博采众长而不偏执，师古而不泥古。他十分重视阴阳水火的相互关系，结合临床实践，认为阴阳水火是万物之本，而于人身之中即是气血。阴阳虽互根，然阳于生命活动更为重要；气血俱要，而补气较补血为重。提出了"气血俱要，而补气在补血之先；阴阳并需，而养阳在滋阴之上"的观点。在脏腑辨证方面，李中梓特别重视脾和肾，他在《医宗必读》中专以"肾为先天之本，脾为后天之本"的命题展开讨论。这些均对后世产生了重大影响。

《诊家正眼》是一部脉学专著，约成书于明·崇祯十五年（1642），后由门人尤乘增补重订刊行，并于清·康熙六年（1667）将本书与《本草通玄》《病机沙篆》合刊为《士材三书》丛书问世。除《士材三书》外，李氏较著名的书还有《内经知要》《医宗必读》《药性解》《伤寒括要》《增补颐生微论》等，内容均简明、平实、可法，为后世所称颂。

《诊家正眼》共分上、下两卷。上卷四十七篇，论述了脉学的基本原理、基本知识、基本技能及其相关的临床应用，并且讨论了望、闻、问三种诊法及其相关的临床应用。下卷二十九篇，记有二十八脉和脉法总论，依次采用四言歌诀的形式论述了浮、沉、迟、数、滑、涩、虚、实、长、短、洪、微、细、濡、弱、紧、缓、弦、动、促、结、代、革、牢、散、芤、伏、疾二十八脉的"体象""主病"或（和）"兼脉"，并且于每种脉象后详加按语，对流行的多种脉学观点进行评述，辨析其相似，分析其谬误，对于学习脉学有较大帮助。但是，由于成书年代久远，歌诀又极其简练，给初学者带来一定困难。因此，本书将《诊家正眼》中二十八脉的脉象、主病、兼脉的四言歌诀逐句详加注解，在注解时使用平实的语言，并尽可能结合现代研究以解释脉象发生的机制，以利初学者学习和掌握。

由于编著者水平有限，加之中医脉学理论极其深奥，缺点和错误在所难免，期待读者批评指正。

倪祥惠

2017 年 11 月

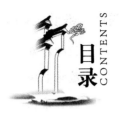

目录
CONTENTS

珍家正眼·四言脉诀
精注/精译/精解

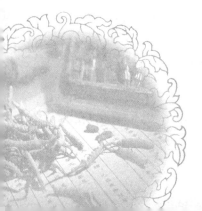

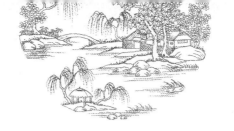

第一章　浮脉（阳）

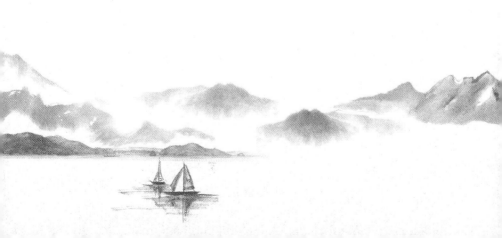

一、浮脉体象

【原文】

浮在皮毛，如水漂木；举①之有余，按②之不足。

【提要】

论述浮脉的脉形表现特征。

【注释】

①举：诊脉手法的一种，即以轻指力接触寸口处的皮肤，又称浮取。

②按：诊脉手法的一种，即以重指力按压寸口处至肌肉与筋骨之间，又称沉取。

【译文】

浮脉的脉象特点是脉位表浅，轻触寸口处的表皮部位即被明显感知，像用手探按水中漂浮的木头一样，手指轻轻按上时即感搏动有力，用力按时感到脉搏的力量反而减弱。

【解析】

古代诊脉法有多种，概而言之，有三部九候诊法（称遍诊法），有人迎寸口诊法，有三部诊法，有寸口诊法（也称三部九候）。寸口诊法的三部九候是《难经·十八难》提出的："三部者，寸、关、尺也；九候者，浮、中、沉也。"即脉分寸、关、尺三部，每部又分浮、中、沉三候，合计九候。

寸口又称脉口，位于手太阴肺经之原穴（也是输穴，亦是八会穴之脉会）太渊处，在腕掌侧横纹桡侧桡动脉搏动处，诊法中寸关尺的定位，通常以当腕后高骨（桡骨茎突）处为关，关前至腕横纹之间为寸（寸部长 0.9 寸），关后为尺（尺部长 1寸），寸关尺合计长约 1.9 寸（注意：此计量单位寸为同身寸法之寸，非标准度量衡之寸）。

浮脉脉位表浅，是外周血管处于舒张状态，血流阻力下降，血流量增加时呈现出的脉象。可以出现在健康人，也可以是患病时的脉象。健康人在秋天脉象可以稍浮，如《素问·玉机真藏论》曰："秋脉者，肺也，西方金也，万物之所以收成也。故其气来轻虚以浮，来急去散，故曰浮，反此者病。"瘦人也可见浮脉，因为瘦人皮下组织薄，脉位较浅，也可略显浮象，正如清·叶霖《脉说》所言："瘦人得浮脉，三部皆得，曰肌薄；肥人得之未有不病者。"

中医学处处反映出象思维的特点，浮为轻清向上之意，如木漂浮在水面之象，而天为轻清之物组成（《素问·阴阳应象

大论》有"积阳为天"之说），故浮脉效法天，秋季秋高气
爽，天更显示出其轻清之象，故在时令应秋；五脏中肺在人
体位置最高，有"华盖"之称，并且肺内空清主气，故在人
为肺。

二、浮脉主病

【原文】

浮脉为阳，其病在表^①。寸浮伤风^②，头疼鼻塞。左关浮
者，风在中焦^③；右关浮者，风痰^④在膈。尺部得之，下焦^⑤风
热^⑥，小便不利，大便秘涩^⑦。

【提要】

分述浮脉的性质、主病，以及出现在寸关尺时的主病。

【注释】

①表：中医学的病位概念，有表、里和半表半里三种，表和里是相
对的概念，如对于皮肤与筋骨而言，皮肤为表，筋骨为里；对于脏与腑
而言，腑为表，脏为里。一般而言，所谓表即指位于人体皮毛、腠理、
肌肤等表浅之处，常常是外感疾病早期的发病部位；而里则常指人体的
血脉、骨髓、脏腑等深在之处，位于表与里之间的称为半表半里。需要

注意的是，临床上的表证、里证、半表半里证均是对不同疾病之共同特征的概括，是以临床表现为判断标准的。

②伤风：在病理状况下，风多指风邪，为六淫之一。中医学把常见的外来致病因素依据发病的症状特点划分为风寒暑湿燥火（热）六种，称为六淫。其中，风为阳邪，其致病特点是走表、上浮、轻扬开泄、善行不居、动摇多变、风为百病之长等。伤风即是为风邪所伤之意，多有头疼、鼻塞等表现，俗语多与感冒连用为"伤风感冒"。

③中焦：中焦为中医学三焦概念之一，三焦包括上焦、中焦、下焦，中医学历史上既有依部位划分又有依功能来划分的三焦。三焦的概念有三：一是指六腑之一，指脏腑之间和脏腑内部的间隙互相沟通所形成的通道。在这一通道中运行着元气和津液。二是单纯的部位概念，即上焦为膈以上的部位，中焦为膈以下、脐以上的部位，下焦为脐以下部位。三是由以功能为主结合部位划分的三焦，其功能特点为《灵枢·营卫生会》"上焦如雾""中焦如沤""下焦如渎"之功能界定，后世温病学派在其辨证体系中将其和脏腑进行了联系，认为上焦主要包括心肺，中焦主要包括脾胃，下焦主要包括肝肾等，其中肝脏按其部位而言，应归属于中焦，但因其在生理功能上与肾关系密切，故将肝与肾一并划归下焦，以此归纳阐明温热病发展过程中不同阶段的病理变化、证候表现及其传变规律，这种认识在现代影响以及应用均较广泛，有时已经脱离温热病的范围。本文之中焦根据上下文可以推知，李中梓认为中焦当包括肝胆脾胃。

④痰：中医学致病原因之一，为病理产物性致病因素。痰是人体内津液代谢障碍的产物，但是，痰一旦形成往往又会影响人体功能的正常

发挥，进而影响疾病的进程或者导致新的病症的出现。需要注意的是，中医学中的痰分有形之痰和无形之痰，有形之痰是听得着、看得见的痰，如咳嗽吐出的痰；无形之痰指导致临床表现出类似有形之痰的黏稠缠绵、易阻碍气机、变化多端等特征症状的致病原因。

⑤下焦：参见注释③中焦。

⑥风热：热邪为六淫之一，与火同类，热为火之渐，火为热之极，火热为阳邪，其致病特点有其性炎上，易伤津耗气，易生风、动血，易躁扰神明，易致疮痈等。风邪致病特点是走表、上浮、轻扬开泄、善行不居、动摇多变、风为百病之长等，其中风为百病之长包括风邪常为它邪之先导（引导其他邪气侵袭人体）和风邪发病广泛（一年四季均可发病），所以风邪常与其他邪气相合，与热邪相合即为风热，与寒邪相合即为风寒，与湿邪相合即为风湿等。

⑦秘涩：秘通"闭"；涩，不光滑、不畅通意。在此大便秘涩指大便不通畅，数日一行。

【译文】

浮脉出现多为阳证，病位多在表。如果寸脉见浮，常为伤风证，见有头痛、鼻塞等症；如果左关脉见浮，说明风邪侵犯中焦；右关脉见浮，说明膈部有风痰；如果尺部脉见浮，多见于下焦有风热，表现为小便不利，大便不畅、数日一行。

【解析】

寸口脉的寸、关、尺三部分别反映上、中、下三焦不同

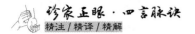

部位、不同脏腑的功能状态，目前较为统一的认识是左寸主心、膻中，右寸主肺、胸中，左关主肝、胆、膈，右关主脾、胃，左尺主肾（主指肾阴）、小腹（膀胱、小肠），右尺主命门（主指肾阳）、小腹（大肠），故同一脉象出现在不同部位也就表达出不同的临床意义。浮脉出现在寸部，常见风邪侵袭人体的肌表肺卫；关部所主部位，李中梓认为右关主膈，与目前的统一的观点左关主膈、右关主脾胃有所不同。但是从论述的内容为风痰来看，古代临床对于在膈的风痰多用吐法治疗，而吐法吐出的痰当来自胃，故笔者认为这应该是对同一问题的不同命名。尺部主肾与命门，肾司二便，尺部见浮脉多为风热阳邪侵袭，故多为风热，风热之阳邪易耗伤津液，影响肾司二便之功能的正常发挥，所以临床常见小便不畅、大便秘涩等表现。

三、浮脉兼脉

【原文】

无力表虚①，有力表实②。浮紧③风寒④，浮迟⑤中风⑥，浮数⑦风热，浮缓⑧风湿⑨，浮芤⑩失血，浮短⑪气病，浮洪⑫虚热⑬，浮虚⑭暑⑮愈，浮涩⑯血伤，浮濡⑰气败。

【提要】

论述浮脉有力、无力以及与其他脉象相兼的意义。

【注释】

①表虚：即表虚证，是指由于风邪侵袭肌表而出现的以发热、恶风、汗出、脉浮缓等为主症的证候。

②表实：即表实证，是指由于风寒邪气侵袭肌表而出现的以发热、恶风寒、无汗、脉浮紧等为主症的证候。

③紧：二十八脉之一，其脉象特点是应指绷紧、劲急有力，左右弹手，状如牵绳转索。

④寒：寒为六淫之一，寒为阴邪，其致病特点有易伤阳气、寒性凝滞、寒性收引等。

⑤迟：二十八脉之一，其脉象特点是脉来迟慢，一息不足四至。

⑥中风：有两种含义，一是指中医学之"类中风"，即现代医学之脑血管意外；二是指风邪侵袭机体表现出恶风、汗出等症候群，在表即多指表虚证。

⑦数：二十八脉之一，其脉象特点是脉来急促，一息五六至。

⑧缓：二十八脉之一，其脉象特点是脉来缓慢，一息四至。

⑨湿：湿为六淫之一，湿为阴邪，其致病特点是易趋下、

易袭阴位、易阻滞气机、损伤阳气、湿性重浊、湿性黏滞。

⑩芤：是葱的别名，《本草纲目·菜部一》曰："芤者，草中有孔也，故字从孔，在脉象之。"为二十八脉之一，其特点是浮大中空。

⑪短：二十八脉之一，其脉象特点是脉来首尾俱短，不能满部。

⑫洪：二十八脉之一，其脉象特点是脉形、脉势均盛大，充实有力，状如波涛汹涌，来盛去衰。

⑬虚热：即虚热证，为热证的一种，因阴液亏虚不能制约阳气导致的，一般病程较久，多有低热、五心烦热、盗汗，舌红少苔（少津）、脉细数等表现。

⑭虚：二十八脉之一，其脉象特点是浮、大、迟、软，稍微加力重按，便觉指下无力不清，甚至空虚不见。

⑮暑：暑为六淫之一，暑为阳邪，其致病特点是暑性炎热、升散、易伤津耗气、易扰头目心神、易夹湿等。

⑯涩：二十八脉之一，其脉象特点是脉细而缓，往来艰涩不畅，状如轻刀刮竹。

⑰濡：有柔软之意。濡脉，指软弱无力的脉象，脉象特点是浮而细软，轻取即得，重按不显，为二十八脉之一。

【译文】

如果脉浮而无力，是表虚的征象；浮而有力，为表实之象。浮与紧脉同时出现，说明是风邪与寒邪相合侵袭人体的肌表；浮与迟脉相兼，多为中风；浮数相兼，多是风热；脉浮而缓慢，则多为风湿之证。浮脉而兼芤脉，是失血之征象；浮脉与短脉同现，是气分有病的征象；脉浮而洪大，则为虚热；脉浮而空虚，是暑邪伤人之后气虚疲惫之态；脉浮而不流畅，是血分受伤；脉浮而柔软无力，是人体正气衰败的征象。

【解析】

浮脉主表，有表虚、表实之分，李中梓认为其区别要点在脉象之有力、无力。当外邪侵袭肌表时，人体气血即趋于走表以抵御外邪，脉气鼓动于外，故脉象呈现浮象。如邪气亢盛而正气不虚，则脉浮并且有力；如虚弱之人外感邪气或邪气亢盛而正气虚弱时，则脉多见浮而无力。

目前的共识是：邪气的性质是造成表虚证、表实证的关键，风寒袭表多为表实证，风邪袭表则多为表虚证。表实证见脉浮紧，紧为有力之象；表虚证见脉浮缓，缓有无力之意。

相兼脉是指两种以上的脉象同时出现，又称复合脉。相兼脉的主病，常为组成该相兼脉的各脉主病的组合。一般而言，外感风寒时，因寒主收引，导致血脉拘急，故脉多见浮紧；外感风热，热则血流薄疾，故脉多见浮数；外感风湿时，因湿性结滞，易阻气机，故脉来多浮而缓。浮与迟脉相兼，见于中风的情况尚待推敲，但是，临床风邪袭表常见脉浮缓之象，缓迟脉以至数计，一息四至为缓，不足四至为迟。中医学计算脉率的时间单位是一息（一次完整呼吸过程），缓脉除有无力意，还有懈怠缓慢意，李中梓"浮迟中风"中之中风应当是风邪袭表的表虚证，而用"浮迟"之"迟"字应当是强调脉率缓慢之意。

目前看来，王叔和之语"举之有余，按之不足"最符合浮脉之义，对于浮脉脉形描述大多用"如水漂木"以突显诊脉时手下之态势。并且现代医家公认，浮脉不仅主表证，尚可主里证，像浮迟、浮芤、浮短、浮洪、浮虚、浮涩、浮濡等相兼脉，均可表示病邪已由表及里或以里病为主。一般而言浮脉主表证，但是如果里证见到浮脉，则多表示正气已虚，并且里证、虚证见到的浮脉也多有其特点，大多提示预后欠佳。比如《千金翼方·卷第二十五·色脉·诊杂病脉第七》中的"下痢，脉微细者，生；浮大者，死"，以及《素问·通评虚实论》中的"肠澼下白沫何如？岐伯曰：脉沉者生，脉浮者死。"都表明：如果津液耗伤而出现阳气不能内守而浮越于外，均可以出现浮脉，一般而言，这种浮脉多浮而少根，常常是病情危重的表现，临床需要仔细应对。

但是，临床中相兼脉常需和相类脉鉴别，正如李中梓在按语中所说："须知浮而盛大为洪，浮而软大为虚，浮而柔细为濡，浮而无根为散，浮而弦芤为革，浮而中空为芤，毫厘疑似之间，相去便已千里，可不细心体认哉！"

此外，李中梓还在按语中指出一个例外，即"寸关尺俱浮，直上直下，或癫或痫，腰背强痛，不可俯仰，此督脉为病也"，需要学者临证注意。

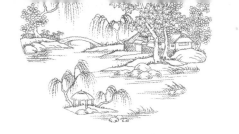

第二章　沉脉（阴）

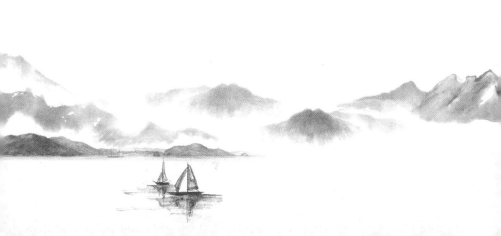

一、沉脉体象

【原文】

沉行筋骨^①，如水投石^②；按之有余，举之不足。

【提要】

论述沉脉的脉形表现特征。

【注释】

①筋骨：筋骨在皮肉里面，这里形容脉位较深，需要用力按压才能探及。

②如水投石：即如石投水，指脉位在里，像石头投入水中一样。

【译文】

沉脉表现在筋骨之间，故诊脉时需加重力量按到筋骨，才能触摸到搏动，就像触摸投入水中的石子一样，必须深到水底才能探到。以重指力按到肌肉与筋骨之间，会感到搏动有力；但如果是轻轻地按在肌肤上，则几乎感觉不到脉搏的跳动。

【解析】

沉有深沉、深潜之意，为脉管的搏动靠近深部筋骨所形成的一种脉象。切脉时，轻取不应，中取应指，重按分明；或轻取、中取均不应，重按始得。在病理条件下，沉脉多主里证。中医学认为，沉脉可见于气滞、血瘀、食积、痰饮等病证，概因阳气不足，无力鼓动气血达于体表，或因水液留滞于肌肤之间阳气被郁不能推动血行，或因气血两虚脉道不充，或因邪气伏于里，阻碍脉道中气血运行，正气被遏所致。

现代血流动力学研究认为，心输出量减少，或血压降低，血管内压力减小、充盈不足，血流缓慢，可见脉象沉伏。

沉脉也可以是平脉（正常脉象）。沉脉是冬季的正常脉象，在冬季万物蛰伏之时，阳气下潜，机体的表面血管收缩，脉象稍沉；胖人因皮下脂肪较厚，脉搏位置较深，诊脉时脉象也偏沉；临床中也可见到两手六脉皆沉而无临床症状者，也应视为平脉而非病脉。

二、沉脉主病

【原文】

沉脉为阴，其病在里。寸沉短气，胸痛引胁①；或为痰饮②，或水与血。关主中寒，因而痛结；或为满闷，吞酸③筋急④。尺主背痛，亦主腰膝；阴下⑤湿痒，淋浊⑥痢泄⑦。

【提要】

分述沉脉的性质、主病，以及出现在寸、关、尺三部时的主病。

【注释】

①引胁：胁指腋下肋骨所处部位。引胁指牵涉到胁部。

②痰饮：痰见浮脉中注释。饮同痰一样，也是水液代谢障碍形成的病理产物，为病理产物中较清稀的部分，常与痰并称为痰饮。

③吞酸：中医病证名，表现为时有酸水自胃中上泛至咽喉，随即吞咽而下。

④筋急：肢体筋脉拘急紧张。

⑤阴下：指外阴，即外生殖器及其附近部位。

⑥淋浊：是淋证与浊证的合称。淋是指小便急迫、频数、疼痛、排泄不畅的病证，常有五淋之说，但所指并不统一，如《外台秘要》指："石淋、气淋、膏淋、劳淋、热淋"，《三因极一病证方论》则指："冷淋、热淋、膏淋、血淋、石淋"等。浊，一般指小便混浊。

⑦痢泄：指痢疾与泄泻。痢疾主要以里急后重、黏液及脓血样大便为特征，为夏秋季节常见的急性肠道疾患。泄泻指大便次数增多，质地稀薄，甚至水样便。

【译文】

相对浮脉而言，沉脉属阴，主在里之疾病。如果寸部见沉脉，常见短气、胸痛牵引胁肋等症，或是痰饮停滞，或是水气内停，或为血瘀不畅。关部见沉脉，主中寒之证，寒气凝聚于中焦而见上腹部疼痛郁结，或者表现为胃脘满闷、吞酸以及筋脉拘急。尺部见沉脉，常见后背疼痛，亦可出现腰膝寒冷疼痛，或者外阴湿痒，小便不畅、混浊，痢疾便脓血或腹泻。

【解析】

临床上沉脉多见于里证，但沉脉分见于寸、关、尺三部的意义有所不同。寸部候上焦心、肺，故寸部见沉脉主要反映心肺的病变。如果肺气失于宣降，痰饮滞阻于肺，留滞于胸胁，则见气短、胸闷、胸痛或牵引胁肋部；如果心气不足，血运无力，心脉瘀阻，可见心悸、心前区憋闷疼痛、面色灰暗、口唇青紫等。关部候中焦脾、胃，关部见沉脉主要是脾胃中寒之证。如果寒邪直中于脾胃，积久不散，脾胃阳气受损，可致吞酸、脘腹拘挛、疼痛、胀满等。尺部候下焦肾与命门，肾阳为一身阳气之根本，督脉与肾相通总督一身之阳气，故尺部见沉脉可见后背疼痛，或见腰膝寒冷疼痛；肾司二便，肾阳虚不能化气行水，以致湿浊内停，可见小便不畅或混浊；若湿邪下注，可见外阴湿痒，或下利脓血；肾阳虚不能温助脾阳，可致泄泻便溏，甚则五更泄泻。

三、沉脉兼脉

【原文】

无力里虚，有力里实。沉迟痼①冷，沉数内热。沉滑②痰饮，沉涩血结。沉弱③虚衰，沉牢④坚积⑤。沉紧冷疼，沉缓⑥寒湿。

【提要】

论述沉脉有力、无力，以及与其他脉象相兼所主的病证。

【注释】

①痼冷：痼意为经久难愈的疾病。痼冷指真阳不足，阴寒之邪久伏体内所致的病证，常有昼夜怕冷、手足厥冷等症状。

②滑：二十八脉之一，脉象表现为往来圆滑流利。

③弱：二十八脉之一，脉象表现为脉来极软而沉细。

④牢：二十八脉之一，脉象表现为沉而弦大有力。

⑤坚积：坚，有坚硬和难以消除意。积为癥积，癥积是指腹腔内有形可征、不易移动的包块，一般为有形之邪搏结，多为血分病变，可有血瘀、虫积、食积、燥屎、痰凝等。坚积即指坚硬难消的腹部包块。

⑥缓：此处缓不以至数（缓脉一息四至）为主，而以脉势懈怠、弛

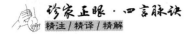

纵无力为主。

【译文】

脉沉而无力为里虚，脉沉而有力为里实。脉沉且一息不及四至，是真阳不足、阴寒邪气久伏体内所致的痼冷疾患；脉沉且一息超过五至，是内有邪热；脉沉而运行圆滑流利，多为痰饮；脉沉而运行艰涩不流畅，多是瘀血内结；脉沉而无力，是脏腑虚衰；脉沉而弦大有力，多是腹内有难以消除的癥积；脉沉而紧如绳索，多为寒冷疼痛诸疾；脉沉而指下脉势松缓弛纵，多为内有寒湿。

【解析】

沉脉主里证，沉脉的形成受正、邪两方面因素的影响，故沉脉又有虚实之分。实证之沉多因邪伏于里，阻遏正气运行，气血不能外达；虚证之沉多因正气不足，鼓动血脉无力，气血不得输布，所以脉沉而有力主里实之证，脉沉而无力主里虚之证。迟主寒，数主热，故沉迟主里寒，但有虚寒、实寒之别；沉数主里热，亦有虚热、实热之分。滑为痰饮，涩为血瘀，故沉滑主痰饮内停，沉涩主瘀血内结。紧为寒为痛，缓为湿，故沉紧主寒冷痛证；沉缓主寒湿内盛。牢为阴寒内盛、疝气癥积，若为气血俱虚，故沉牢多主邪气内盛、癥积难消；若脉沉并且极为细小、虚弱无力、欲绝未绝者，是脏腑虚衰之象。

"沉之为义，如石之沉于水底也。"即是体会沉脉脉象之语。但是，沉于水底并不是沉脉须推筋著骨才能探及，正如李中梓所言："沉而着骨为伏脉。"临床上沉脉常需与弱脉、牢脉、伏脉相鉴别，沉脉、弱脉、牢脉、伏脉脉位均在皮下深层，轻取不应。但沉脉以脉位得名，重按乃得；弱脉沉细而无力，是以脉力而定；伏脉较沉脉脉位更深，须推筋著骨才能探及，甚则暂时伏而不见；牢脉则是以沉取实大弦长，坚牢不移为特点。

与沉脉相兼的脉象有沉迟、沉数、沉滑、沉涩、沉弱、沉牢、沉紧、沉缓之别，对此，《脉理求真》有透彻论述："沉为痰寒不振，水气内伏，停饮不化，宿食不消，气逆不通，洞泄不闭，故见内沉。若使沉而兼细，则为少气；沉而兼迟，则为痛冷；沉而兼滑，则为宿食；沉而兼伏，则为霍乱绞痛；沉而兼数，则为内热；沉弦而紧，则为心腹疼痛。然总不越有力无力，以为辨别。"

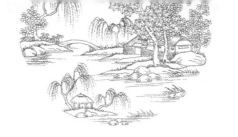

第三章　迟脉（阴）

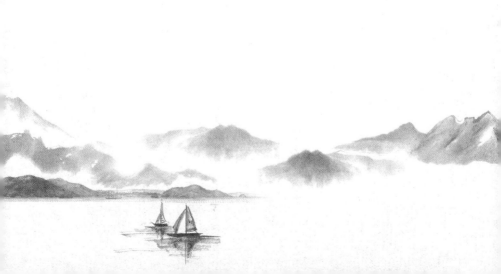

一、迟脉体象

【原文】

迟脉属阴，象为不及；往来迟慢，三至①一息②。

【提要】

论述迟脉的脉形表现特征。

【注释】

①至：指脉搏跳到应手一次为一至。

②一息：指一个完整的呼吸过程为一息，即一呼一吸到下一个呼气开始，是古人用以度量脉搏次数的时间单位。

【译文】

迟脉一般属于阴证，脉象的特点是频率低于正常脉搏的一息四至，脉搏的起落较为缓慢，一呼一吸仅有三次。

【解析】

迟，有缓慢之意。迟脉是指脉率较慢，频率低于正常，成人一息不到四至，脉律基本规整的脉象。迟脉多见于寒证，属病理脉象。人身气血以运行不息、通畅无阻为贵，而这一点全赖阳气特别是心阳的温煦和推动。寒性凝滞，一旦阴寒之邪侵入经脉，损遏阳气，致气血凝滞而行缓；或阳气虚衰，推动乏力，导致血运不畅而迟缓。故《素问·举痛论》说："寒气入经而稽迟，泣而不行。"《难经·九难》也说："迟则为寒。"

部分正常人也可以出现迟脉，可称为生理性迟脉，如某些训练有素的运动员或体质健壮的青壮年人均可见到迟脉。

需要注意的是：中医学判断脉搏的频率是以正常医者之呼吸为标准的，如《素问·平人气象论》所说："常以不病调病人，医不病，故为病人平息以调之为法。"由于个体的差异，判断脉率正常与否也就存在着差异，但是一般不影响中医学的诊疗。如果要准确地计算脉率还当以计时工具为准，目前常以脉率一分钟不及 60 次为心动过缓。

二、迟脉主病

【原文】

迟脉主藏，其病为寒。寸迟上寒，心痛停凝；关迟中寒，癥①结挛筋②；尺迟火衰③，溲便④不禁；或病腰足，疝⑤痛牵阴。

【提要】

分述沉脉的性质、主病，以及出现在寸、关、尺三部时的主病。

【注释】

①癥：癥积，指固定不移的腹内肿块，多属血分病变。

②挛筋：指筋脉拘急痉挛。

③火衰：肾阳又称真阳、命门之火，一般火衰指肾阳虚衰。

④溲便：指大小便。溲为小便。

⑤疝：一般指体腔内容物通过空隙突出到另一边的病证。作为中医学病名，多指外生殖器（阴茎、睾丸、阴囊等）和会阴部的部分病证或者下腹部疼痛牵及外阴部的病症，常有疼痛症状。

【译文】

出现迟脉，一般见于内脏的病变，疾病性质多为寒证。寸部见迟脉多是寒邪结聚在上焦部位，血行凝滞，常见心胸疼痛；关部见迟脉是中焦有寒，常出现癥积或者筋脉拘挛等症；尺部见迟脉属命门火衰（肾阳虚），常见大小便失禁，或腰腿疼痛，或疝痛牵及阴部。

【解析】

迟脉多见于虚证与寒证。阳气不足推动无力，寒主凝滞，故均可导致血行迟缓。迟脉多由于脏腑阳气不足，或阴寒内盛之证。一般迟脉同时出现在寸、关、尺三部，但是相同指力诊脉时出现在寸、关、尺三部的迟脉有幽显之别，分别论述是强调迟脉出现在上、中、下三焦意义的不同。寸主上焦，五脏中心、肺位于上焦，寒邪中肺或心阳虚衰、寒凝胸中，可见胸闷心痛，甚则绞痛、面色发灰、冷汗淋漓等，所以迟脉如果发生于各种心脏病变时，多具有重要的临床意义。如果寒邪直中于中焦，致气机不畅、血行不畅、水液代谢障碍，出现腹部癥积肿块，寒邪直中于肢体筋脉则可见肢体筋脉挛急，此时脉当迟而有力；若脾阳久虚、阴寒内盛，腹部畏寒喜暖，大便稀软溏泻，脉当是迟而无力。肾阳虚命门火衰，温煦气化失常，则小便遗溺，大便水泻甚则失禁，或有腰足重痛，或外生殖器疼痛、少腹疼痛牵引阴部。

三、迟脉兼脉

【原文】

有力积冷①，无力虚寒②。浮迟表冷，沉迟里寒。迟涩血少，迟缓湿寒。迟滑胀满，迟微③难安。

【提要】

论述迟脉有力、无力及与其他脉象相兼所主的病证。

【注释】

①积冷：指寒邪积于体内或体内有寒性积滞。

②虚寒：人体表现出的寒象有两种原因，一者为寒邪侵袭导致，称为实寒；二者是由于人体阳气虚衰不足导致人体表现出寒冷不足之象，称为虚寒。

③微：二十八脉之一，脉象表现为往来极细极软、按之欲绝、若有若无。

【译文】

脉迟而有力为体内有实寒积滞，迟而无力为虚寒之象。如果是脉迟而浮多为表寒证，脉迟而沉多为里寒证。脉迟而不流畅，为寒凝血少；脉迟而应指怠缓，为湿滞寒凝；脉迟而应指圆滑，多有身体躯干或肢体或胃脘胀满；脉迟而微弱无力，若有若无，则病势危重。

【解析】

迟脉仅以至数计，是临床许多脉象的基础脉象，故临证须与涩脉、结脉、虚脉、缓脉等相类脉进行鉴别。脉迟而不流利，为涩脉；迟而有歇止，为结或代脉；迟而浮大且软，则为虚脉；而缓脉、迟脉虽同较平脉至数少，缓脉四至，迟脉三至（李中梓认为迟脉一息三至，目前中医学界的共识是迟脉一息不足四至），然缓以脉形之宽缓得名，迟以至数之不及为义。

迟脉主寒证，但寒证有虚、实、表、里之分。如因寒冷邪气积聚于体内为实证，则脉迟而有力；如因脏腑阳气不足，无力推动血行，为虚证，则脉迟而无力。寒邪袭表，与卫阳交争，为表证，故迟而兼浮；寒邪在里，阳气被遏，为里证，故迟而兼沉。寒邪凝滞，血行瘀滞不畅，则见迟而兼涩；寒湿内停，寒性稽迟，湿邪黏滞阻碍气机，脉管怠缓，则见迟而兼缓；迟而兼滑，多为痰饮、宿食、积滞，常出现躯干、肢体、胃脘胀满；脉迟而见微象，常常是气血虚衰或阳衰已极。

迟脉的至数在某种程度上可以反映出阴寒的严重程度和疾病的严重程度，正如王叔和所说："一呼一至曰离经，二呼一至曰夺精，三呼一至曰死，四呼一至曰命绝，此损之脉也。一损损于皮毛，二损损于血脉，三损损于肌肉，四损损于筋，五损损于骨。"脉搏的至数越少，则病症的阴寒程度越甚。

值得注意的是，迟脉不仅见于寒证，也可见于热证。如《伤寒论》中的阳明腑实证，即因邪热结聚，阻滞经隧，表现为脉搏迟而有力，伴腹满便秘、发热等，为实热证。

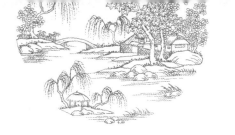

第四章　数脉（阳）

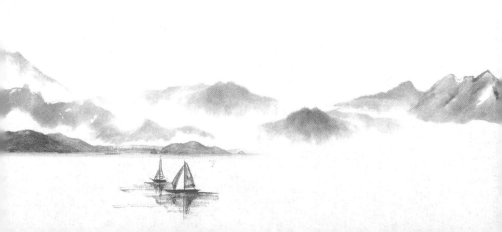

一、数脉体象

【原文】

数脉属阳，象为太过；一息六至，往来^①越度^②。

【提要】

论述数脉的脉形表现特征。

【注释】

①往来：指脉来脉往，意指手下脉搏搏动。
②越度：超过了正常的限度。

【译文】

数脉多属于阳证，脉象的特点是频率明显超过了正常脉搏的一息四至，达到一呼一吸之间跳动六次，往来的速率超过了正常的限度。

【解析】

数脉是指脉搏速率快于正常，成人一息在五到七次之间（以现代计时工具，目前常以脉率1分钟在90次以上），脉律基本规整的脉象。数脉多见于热证。血得热则行，故当热邪亢盛之时，血行加速，见到脉搏急速之象。

生理情况下也常见到数脉，如运动、体力劳动及情绪激动或者吸烟、饮酒、进餐、喝浓茶、喝咖啡时；一些药物性因素，也可导致数脉出现。

再有，脉率随年龄而变化，小儿脉象多快，三岁以下一息八至为平脉，三岁至五岁一息七至为平脉，五岁以上者一息六七至为平脉，十五岁则与成人基本相同。

二、数脉主病

【原文】

数脉主腑①，其病为热。寸数喘咳，口疮肺痈②；关数胃热，邪火上攻；尺数相火③，遗浊④淋癃⑤。

【提要】

分述数脉的性质、主病，以及出现在寸、关、尺三部时的主病。

【注释】

①腑：指六腑。中医学将人体胆、胃、小肠、大肠、膀胱、三焦称

为六腑，其共同生理功能是传化水谷。

②肺痈：肺部发生疮疡而咳吐脓血的病证。

③相火：与"君火"相对而言。中医学认为"心者，君主之官"，故除心以外的火均为相火，一般认为肝、肾均内寄相火，而相火的根源主要发自命门。

④遗浊：即遗精。指尿道口流出少量米油样或糊状浊物，又称为精浊。

⑤癃：癃常与闭合称为癃闭。癃是小便排出困难，点滴而出。闭是小便不能排出。

【译文】

数脉多见于六腑的病变，病变的性质多为热证。寸部见数脉多是热邪犯于上焦部位，常见咳嗽、喘息、口疮，甚至是肺部发生疮疡而咳吐脓血的肺痈。关部出现数脉多是热邪结于中焦胃腑，胃中邪火上攻。尺部见数脉多属肝肾相火妄动，常见遗精、小便不利。

【解析】

临床上出现数脉主要是热证，多因实热内盛或外感病邪热亢盛，热邪鼓动气血运行加速，且热势越高脉搏越快。数脉同迟脉一样会同时出现在寸、关、尺三部，但是用相同指力诊脉时出现在寸、关、尺三部的数脉则有幽显之分，区别论述是强调数脉出现在上、中、下三焦意义的不同。寸部见数脉多属心、肺病变，如肺热壅盛、气逆于上所致的咳嗽、喘息；如邪毒蕴肺、化而成脓，形成咳吐脓血或腥臭脓痰的肺痈；如心火上炎则多致口舌生疮。关部见数脉多为胃火上冲之证，常见呕恶、腹胀、发热等。以上均为实火、实热，脉多数而有力。尺部见数脉则多属阴虚火旺，脉见细数无力，如肝肾阴虚，虚火内旺，扰动精室，灼伤津液，可见遗精、小便不利等。但是，临床辨别虚实，一般不以数脉出现的部位，而多以有力、无力为要。新病多实，久病多虚，故又有"暴数者多外邪，久数者必虚损"之说。

三、数脉兼脉

【原文】

有力实火，无力虚火。浮数表热，沉数里热。阳数君火[①]，阴数相火。右数火亢[②]，左数阴戕[③]。

【提要】

论述数脉有力、无力，以及与其他脉象相兼所主的病证。

【注释】

①君火：指心火。因《素问·灵兰秘典论》中的"心者，君主之

官"而得名。

②右数火亢：右尺脉主肾阳（命门之火），脉数有热，故右尺脉数多为命门之火亢盛。

③左数阴戕：戕，杀害、损害意。左尺脉主肾阴（命门之水），阴阳对立制约，故左尺脉数意指人体真阴受到损害。

【译文】

脉数而有力为实火（实热），数而无力为虚火（虚热）。如果是脉数而浮多为表热证，脉数而沉多为里热证。阳盛见数脉多为心火亢盛，阴虚见数脉多是肝肾相火内动；如果右手尺脉数明显，多为命门之火亢盛，如果左手尺脉数明显，多为人体真阴受到损害。

【解析】

数脉为热证之主脉，然热证有表、里、虚、实之不同。表与里，主要以浮、沉鉴别；虚与实，主要以有力、无力区分。

临证辨别数脉的相兼脉，李中梓强调应熟读深思，注重与相类脉如紧脉、滑脉、促脉、疾脉的鉴别。紧脉须带弦急之态，滑脉必有流利之势。数而时有歇止，则为促脉。同为至数快，也有数、疾、动脉之分，一息五到七次为数脉，一息七八次为疾脉，脉数而短如豆粒则为动脉。正如古人所说："脉书不厌千回读，熟读深思理自知。"辨别相兼、相类之脉，非深思不能辨别，非熟读不能谙识。

　　数脉至数的多少也和临床热证之严重程度密切相关，李中梓引用王叔和《脉经》曰："一呼再至曰平，三至曰离经，四至曰夺精，五至曰死，六至曰命尽，此至之脉也。"可知数脉至数越多，则病症之热越严重，并且李中梓指出数脉"肺部见之，为金家贼脉；秋月逢之，为克令凶征也。"意指肺病或右寸部不宜见数脉，秋天得病见到数脉也多表示疾病较重，临床需小心应对。

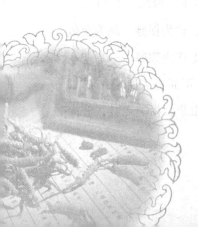

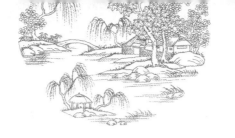

第五章　滑脉（阳中之阴）

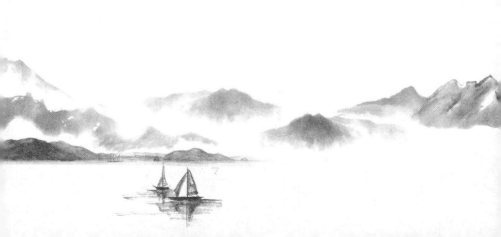

一、滑脉体象

【原文】

滑脉替替①，往来流利；盘珠②之形，荷露③之义。

【提要】

论述滑脉的脉形表现特征。

【注释】

①替替：形容脉来持续不断的样子。

②盘珠：盘子上滚动的珠子，形容滑脉圆滑流利的样子。

③荷露：饱满的露水珠可以在荷叶上快速地滚动，形容滑脉滑动流利的形象。

【译文】

滑脉指下感觉圆滑，往来搏动持续不断、极为流利，像盘子上滚动的珠子，像荷叶上滑动的露珠。

【解析】

滑脉是一种比较难以描述的脉象，所以历代医家多用比喻、拟态等方式形容滑脉的形象，让学习者去体会，"如珠"的比喻常被医家使用，《诊家正眼》则使用了"盘珠""荷露"两种。滑脉的基本特征是脉搏往来流利圆滑。

滑脉的形成是由于血管弹性好，内膜壁柔滑，外周阻力较低，或血液黏稠度低，故而血液流动速度加快，血管舒张迅速，脉搏起落快捷。病理情况下，滑脉多主痰湿、食滞或阳热内盛等疾。盖因痰湿停聚、饮食留滞，邪气亢盛，正气与之相搏，且痰湿、食滞为有形邪气，充斥脉道，故致使脉形圆滑流利；如果是阳热等邪气内盛，则可以使血行加速，也可导致脉形圆滑流利，但多兼数象。

正常情况下，健康人特别是青壮年人，因气血充盛，脉气鼓动有力，脉道满盈畅利，也可见滑利和缓之滑脉，正如张景岳在《景岳全书·脉神》中所说："若平人脉滑而冲和，此是荣卫充实之佳兆。"

此外，在女性妊娠时常常出现滑脉。临床上，如育龄女性停经而见滑脉，则多为妊娠之象，但必须注意：滑脉可以用来判断育龄女性停经原因是不是妊娠，但不是诊断任何女性妊娠的手段，也就是说应用滑脉判断妊娠与否必须有育龄女性停经这个先决条件的。

二、滑脉主病

【原文】

滑脉为阳，多主痰液①。寸滑咳嗽，胸满吐逆；关滑胃热，壅气伤食②；尺滑病淋，或为痢积③；男子溺血④，妇人经郁⑤。

【提要】

分述滑脉的性质、主病，以及出现在寸、关、尺三部时的主病。

【注释】

①痰液：即痰饮。

②伤食：又称"宿食""食积"，也叫"积食"，又名"食伤"。病证名，因饮食不当损伤脾胃引起脾胃运化失常、食物停积胃肠的消化不良性病证。多由进食过多、过饱，食物在胃中不易消化，引起食欲下降、厌食、恶心、呕吐、嗳腐、没有精神等一系列临床表现。

③痢积：痢指痢疾，即里急后重、下痢脓血之病。积此处有二义，一为饮食积滞；一则同癥，指腹部固定难移之肿块，为血分病变。

④溺血：即"尿血"，是指小便中混有血液或血块，疼痛可有可无。

⑤经郁：月经郁结不行。

【译文】

滑脉的性质为阳，常见于痰涎内盛之病。寸部见滑脉多是痰浊壅肺，常见咳嗽、胸部满闷、气逆痰多；关部见滑脉多为胃中积热，气机壅滞，伤食嗳腐；尺部见滑脉可见淋病、痢疾、积滞，在男子可见尿血，在女子可见月经郁结不行。

【解析】

滑脉多因阳热偏盛，机能亢进，脉气鼓动力强，脉道满盈，故脉来流利圆滑且多数。痰饮、宿食、水湿等见滑脉，常因实邪亢盛，正气与邪相搏，加之痰饮等阴液为有形之物，以致脉道满盈，故血行滑利，如盘走珠。如上焦痰浊或痰热壅肺，以致咳嗽、气喘、痰鸣，其脉多见滑象；凡宿食停滞于中焦，或食积化热，症见嗳气、腹胀、苔厚、便结者，其脉多见滑数有力；如因湿热注于下焦，症见热淋，或下利脓血，或男子尿血，或女子月经郁闭不行，均可见滑脉。

三、滑脉兼脉

【原文】

浮滑风痰，沉滑痰食。滑数痰火，滑短气塞[①]。滑而浮大，尿则阴痛②。滑而浮散，中风瘫痪③。滑而冲和④，娠孕可决。

【提要】

论述滑脉与其他脉象相兼所主的病证。

【注释】

①气塞：气机闭塞。

②阴痛：尿道或会阴部疼痛。

③中风瘫痪：此处中风指中医学之类中风，系现代医学之脑血管意外。瘫痪是指肢体随意运动丧失。中风瘫痪即指脑血管意外及后遗症之肢体瘫痪。

④冲和：淡泊平和，这里指脉象从容、和缓、有力、规律。

【译文】

脉滑而兼浮，为风痰阻络；脉滑而兼沉，属痰食阻滞；脉滑而数，是痰火内盛；脉滑而短，是气机闭塞；脉滑而浮大，则排尿会尿道或会阴部疼痛；脉滑而浮散无根，是中风瘫痪之先兆；脉滑而冲和，可作为育龄女性闭经受孕的依据。

【解析】

滑脉是临床上较常见的脉象，具有重要的临床意义，出现滑脉的病证多为阳证、实证。临床上滑脉常与其他脉象同时出现，具有不同的主病意义，这些主病多为几种脉象主病的结合。如浮脉多见于外邪特别是风邪侵犯人体，滑脉多主痰饮，故脉浮滑主风痰阻于脉络。沉脉主里，滑脉多主痰饮食滞，故沉滑多见于痰饮或饮食积滞于体内，阻滞气血运行。数主火、主热，滑主痰、主食，故滑数脉多为痰火或食火之象。若里热炽盛，鼓动血行，血行疾迫，外达于表，则脉位浮滑而大；若邪热下行影响水道，则常见尿频、尿痛，热伤血络，则见尿血。脉滑而浮散无根，则是虚阳上越、中风瘫痪之先兆。

滑脉可以是由于痰湿留聚、饮食积滞，邪气充斥脉道，鼓动脉气所致；也可以是由于阳热内盛，火热之邪波及血分，血行加速而导致。因此，导致滑脉的邪气即可以是阴邪，也可以是阳邪。如为阳邪，则脉来多有阳之特征，阳者为表、为热、为上，故多兼数兼浮，或在寸部明显；如为阴邪，则脉来多含阴之特性，阴者为里、为寒、为下，故多见圆滑兼沉兼缓，或于关尺常见。

妊娠时所见滑脉是一种生理性的反应，此时滑脉应该具有冲和之象，这是因为妊娠后血容量增加，且子宫和胎盘后动脉与静脉之间形成短路，降低了外周血管阻力，致使血流加快、滑利，故滑脉可以作为育龄女性闭经后是否为受孕的依据之一。

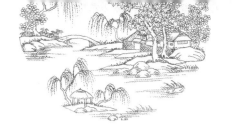

第六章　涩脉（阴）

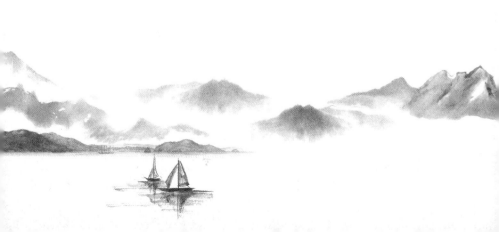

一、涩脉体象

【原文】

涩脉蹇①滞，如刀刮竹②；迟细而短，三象③俱足。

【提要】

论述涩脉的脉形表现特征。

【注释】

①蹇：不顺利，不流畅。

②如刀刮竹：如同将轻快的刀子放在横放的竹子上刮动一样。

③三象：指迟、细、短三种征象。

【译文】

涩脉的特点是往来迟滞、极不流利，就像用轻快的刀横刮竹子一样的感觉，同时兼有迟、细、短三种征象特点。

【解析】

涩脉的典型征象是往来艰滞、迟滞，极不流利。古代医家常用多种比喻形容涩脉，如"轻刀刮竹""病蚕食叶""如雨沾沙"等，其中，以"轻刀刮竹"形容脉来涩滞不前的样子最为贴切。诊断涩脉的关键是脉搏的形态，具有血液流动艰滞、不流畅的表现，其时由于艰滞不畅而有迟、细、短的感觉，但在至数上不一定有迟脉之一息不足四至，正如《脉理学》所说："涩脉虽以形势之重滞不灵为主，不系乎至数之迟缓，究竟往来既涩，其势必迟，所以叔和直谓之迟，其旨可于言外得之。"细和短可以出现，但并不是一以贯之，因此，涩脉是否"迟细而短，三象俱足"则应结合临床实际进行具体分析。

有现代临床与动物实验研究表明，涩脉是一种血液黏滞性较大，血流速度相对缓慢，脉搏起伏徐缓的脉象形态。

二、涩脉主病

【原文】

涩为血少，亦主精伤。寸涩心痛，或为怔忡①；关涩阴虚，因而中热，右关土虚②，左关胁胀；尺涩遗③淋，血痢④可决；孕为胎病，无孕血竭。

【提要】

分述涩脉及出现在寸、关、尺三部的主病。

【注释】

①怔忡：病人常常无任何诱因而出现心中悸动不安，甚则不能自主的一种病证。

②土虚：脾胃合为中土，此指脾胃虚弱。

③遗：遗，遗泄，此指遗精。

④血痢：腹泻大便中含有大量血液，可伴腹痛的病证。

【译文】

涩脉的形成，主要是由于营血亏少，或肾精耗伤。寸部出现涩脉多见于心痛或怔忡病证。关部见涩脉多属阴虚，阴虚阳亢可见内热中生，右手关脉涩是脾胃虚弱之象，左手关脉涩多见胸胁胀满。尺部见涩脉，常有小便淋沥，或者患有血痢，男子则多有精冷遗泄之症。女子怀孕见涩脉为胎病，无孕见涩脉则是精血枯竭。

【解析】

造成涩脉的主要原因，是因营血亏少，或由于肾精耗伤。正如《脉诀启悟》所说："良由津血亏少，不能濡润经络，所以涩涩不调。"如果津液亏虚、血液衰少，不能濡养充盈经脉；精血同源，精血可以相互化生，精伤亦可导致血少，血少则脉道失充，故血少精伤则必致血液亏虚而流行不畅。造成涩脉的关键是血在脉中流动不畅，因此造成涩脉的原因，除血少精亏之虚证外，还可见于气滞血瘀、癥瘕积聚、痰食胶固等实证。诚如《脉学辑要》所言："今验不啻食痰为然，又有七情郁结，及疝瘕癖气，滞阻隧道而脉涩者，宜甄别脉力之有无，以定其虚实耳。"左寸主心，如寒凝血瘀，心脉不利，则见心痛如刺，或见心悸怔忡，这时即可见寸脉涩滞；左关主肝，如肝郁气滞，阻滞经脉，以致胸胁不利、胀满疼痛，即可见左关脉涩；若肝气乘犯脾土，以致脾胃虚弱，则可见右关脉涩。尺脉主肾，故尺涩可见小便淋沥，或见腹泻，或大便中多血之血痢，在男子则是精冷遗泄。女子以血为用，怀孕见涩脉则为胎中气血欠和，无孕见涩脉则是精血枯竭。故李中梓说："肾之为脏，专司精血，故左尺见之，为虚残之候。不问男妇，凡尺中沉涩者，必艰于嗣，正血少精伤之症也。如怀子而得涩脉，则血不足以养胎。如无孕而得涩脉，将有阴衰髓竭之忧。大抵一切世间之物，濡润则必滑，枯槁则必涩；故滑为痰饮，涩主阴衰，理有固然，无足疑者。"

三、涩脉兼脉

【原文】

涩而坚大，为有实热；涩而虚软，虚火①炎灼。

【提要】

论述涩脉与其他脉象相兼所主的病证。

【注释】

①虚火：指由于阴虚或血虚不能制约或涵养阳气，导致阳相对亢盛而表现出的火热相对的亢盛。

【译文】

脉涩且脉体大而有力，多为实热亢盛；脉涩且软弱无力，则是虚火之证。

【解析】

涩脉主病同样有寒热虚实之分。鉴别涩脉主病的虚实，主要以其有力、无力为依据。脉涩而有力，多为实证；脉涩而无力，多为虚证。而辨别实热或虚热，则须有临床是否见到热象和阴血虚象作为佐证。因此，李中梓仅以脉象涩而有力即判为实热证，以脉象涩而无力而诊为虚热证，是欠妥的。

涩脉是较容易混淆的脉象，源于涩脉既有凝滞而至数不和匀，又有阻滞而不滑，还有迟慢而艰难之象。但是涩脉之指下往来迟艰难明，好像是有歇止而实为指下不清，好像是至数少而实为指下漏计，好像细软无力而实为阴血虚或因脉道阻塞而血少，这就需要我们仔细体会涩脉如"轻刀刮竹"之意，即言涩脉手下之感觉如同用轻快的刀子放到平放的竹子上横向刮动一样，时轻时重、时快时慢、时涩时通。

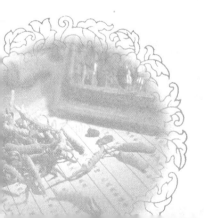

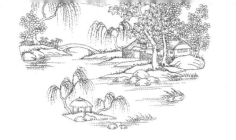

第七章　虚脉（阴）

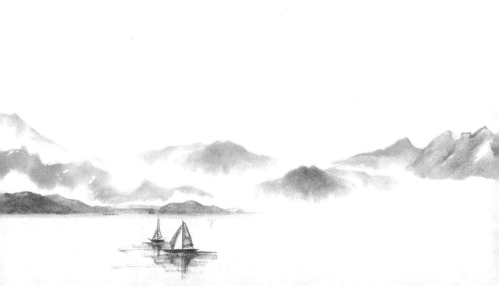

一、虚脉体象

【原文】

虚合四形①，浮大迟软；及乎寻按，几②不可见。

【提要】

论述虚脉的脉形表现特征。

【注释】

①四形：虚脉的四种形态，即下句的浮、大、迟、软。

②几：几乎。

【译文】

虚脉的形象兼有浮、大、迟、软四种形态，按压稍微加力，便觉指下脉搏不清无力，甚至有空虚不见的感觉。

【解析】

脉搏力量的大小，以阳气为动力，以阴血为基础，阳气虚衰不足无力推动血行，搏动力弱，故脉来无力；心阳虚衰，心气亏虚，故脉来迟缓；气虚不能收敛则脉管松弛，故按之空虚

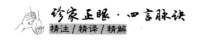

而散大；阴血虚衰不足以充其脉，故可见脉细虚软无力。

二、虚脉主病

【原文】

虚主血虚，又主伤暑①。左寸心亏，惊悸怔忡②；右寸肺亏，自汗③气怯④。左关肝伤，血不营筋；右关脾寒⑤，食不消化。左尺水衰⑥，腰膝痿痹⑦；右尺火衰⑧，寒证蜂起。

【提要】

分述虚脉及出现在寸、关、尺三部时的主病。

【注释】

①伤暑：指夏季伤于暑邪，出现多汗、身热、心烦口渴、四肢疲乏、小便赤涩等证候。

②惊悸怔忡：病人心中悸动不安，甚则不能自主的一种病证。惊悸为偶发，常有诱因，证较轻浅；怔忡亦是心中悸动不安，甚则不能自主的一种病证，多由惊悸发展而来，可无诱因。

③自汗：白天不因劳作、厚衣等经常汗出，活动后更甚者，常伴有神疲乏力等症，多见于气虚、阳虚证。

④气怯：怯，虚弱或惊慌之意。气怯指中气虚弱，常见短气、倦

怠、言语无力，或胆气不足，心慌易惊等症。

⑤脾寒：脾阳虚衰无力温化，而见脾胃虚寒。

⑥水衰：水指肾阴（真阴），水衰即真阴虚衰。

⑦痿痹：痿是指肢体筋脉弛缓，软弱无力，甚至肌肉萎缩的一种病证；痹是风寒湿邪阻闭经络气血所致，多以疼痛为主的病证。

⑧火衰：火指肾阳（真阳），火衰即真阳虚衰。

【译文】

虚脉多主血虚，也可见于伤暑证。左寸部见虚脉，多为心血亏虚的惊悸怔忡；右寸部见虚脉，多为肺气亏损，故常有自汗短气、倦怠无力。左关部见虚脉，多为肝血耗伤，不能滋养筋脉；右关部见虚脉，多主脾阳不足、寒从中生，故见饮食消化不良。左尺部见虚脉，多为肾阴虚衰，常见腰膝酸软无力或疼痛重着；右尺部见虚脉，主命门火衰，常见于各种虚寒病证。

【解析】

虚脉主各种虚证，气、血、阴、阳之虚均可见到虚脉，即无力之脉，而不同脏腑之虚又可反映在不同的寸、关、尺部位。一般而言，气虚之脉以无力为主，阳虚之脉多迟而无力，阴虚之脉多细数而无力，血虚之脉多细小而无力。结合脏腑而言，心血虚不能营养心神，故见病人心中悸动不安；肝血虚不能滋养筋脉，常见肢体麻木震颤；脾阳虚运化失职，故多有饮食不化；肾阴虚，腰膝失养，故常见腰膝酸软疼痛；肾阳虚致命门火衰，不能温煦全身，故可见各种虚寒病证。

虚脉总以无力为要。虚脉的核心是无力，故可与"举之有余"的浮脉、"按之则无"的散脉相鉴别；也应当与濡脉、芤脉相鉴别，同为无力，虚脉是大，濡脉则是无力而细，芤则是边上有而中间无。

据考证，现存各种《诊家正眼》刻本，在虚脉及其后的长脉、短脉、洪脉、微脉、细脉、濡脉、弱脉、动脉、促脉、结脉、代脉、革脉、牢脉、散脉、芤脉、伏脉、疾脉等多种脉象内容中，缺少"兼脉歌"部分。李中梓在虚脉的按语中，提到各种虚脉的兼脉，这似乎可补缺少"兼脉"部分之不足。如李中梓曰："夫虚脉兼迟，迟为寒象，大凡症之虚极者必夹寒，理势然也。故虚脉行指下，则益火之原，以消阴翳，可划然决矣。更有浮取之而且大且软，重按之而豁然似无，此名内真寒、外假热，古人以附子理中汤冰冷予服，治以内真热而外假寒之剂也。"即言虚脉兼迟之情形。并且李中梓在按语中还将虚脉与浮脉、散脉、濡脉、芤脉相鉴别，指出："浮以有力得名，虚以无力取象……夫虚脉按之虽软，犹可见也。散脉按之绝无，不可见也。虚之异于濡者，虚则迟大而无力，濡则细小而无力也。虚之异于芤者，虚则愈按而愈软，芤则重按而仍见也。"可在临证时参考体会之。

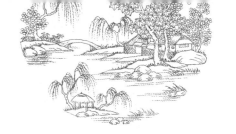

第八章　实脉（阳）

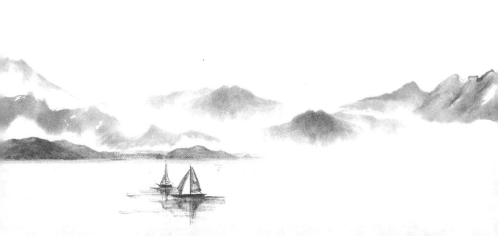

一、实脉体象

【原文】

实脉有力，长大而坚；应指幅幅①，三候②皆然。

【提要】

论述实脉的脉形表现特征。

【注释】

①幅幅：郁结貌，形容指下感觉脉道紧张、宽大，脉管内容物很充实但无和缓之象。

②三候：指浮、中、沉三候。

【译文】

实脉的特点是搏动有力，脉体宽大而长，脉管坚实，所以应指感觉脉管内容物很充实但不和缓，寸、关、尺三部脉皆有力，浮、中、沉三候都一样。

【解析】

实脉的形态，从浮部轻取到重按沉取，均为脉大且长，搏

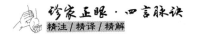

动坚实有力。此因邪气亢盛而正气未衰，邪正相搏，气血壅盛，脉道内充盈度较高，脉管呈紧张状态，故脉来充实、搏动有力。

二、实脉主病

【原文】

血实脉实，火热壅结。左寸心劳，舌强^①气涌；右寸肺病，呕逆咽疼。左关见实，肝火胁痛；右关见实，中满^②气疼。左尺见实，便闭腹疼；右尺见实，相火亢逆。

【提要】

分述实脉的性质、主病，以及出现在寸、关、尺三部的主病。

【注释】

①舌强：指舌体强硬，活动不灵，舌体伸缩不自然、谈吐不利。见于外感热病热入心包，内伤杂病之中风证，亦可由热盛伤津或痰浊壅阻所致。

②中满：脘腹满闷不适。

【译文】

实脉是由血脉实滞造成，多因火热邪气壅结。左寸候心，见实脉常为劳心，故见舌体强硬、痰气上涌；右寸部候肺，出现实脉多见呕逆、咽喉疼痛。左关部候肝，见实脉多为肝火亢盛，故胸胁疼痛；右关部候脾，见实脉则多有脘腹满闷、胀气疼痛。左尺部见实脉，则多见大便闭结、腹中疼痛；右尺部见实脉，则多为相火旺盛亢逆于上。

【解析】

在生理状态下，身体健壮的青壮年人由于气血充盛，脉气鼓舞有力，可见两手三部脉举按皆有力，但必兼和缓之象，称为六阳脉。在病理状态下，由于邪气壅盛，脉道郁结盛满，且正气未虚，抗邪有力，正邪相搏，故脉搏有力但欠柔和，因此有"血实脉实"之说。诚如李中梓所言："实之为义，邪气盛满，坚劲有余之象也。既大矣而且兼长，既长大矣而且有力，既长大有力矣，而且浮、中、沉三候皆然，则诸阳之象，莫不毕备焉。见此脉者，必有大邪大热，大积大聚。"当然，实邪阻滞于不同的脏腑，又可分别显现于不同的寸、关、尺三部，故寸、关、尺三部不同的实象，分别主不同的病证。

三、实脉兼脉

【原文】

实而且紧，寒积①稽留。实而且滑，痰凝②为祟。

【提要】

论述沉脉有力、无力，以及与其他脉象相兼所主的病证。

【注释】

①积：阴寒邪气停积于体内。

②痰凝：指痰浊凝滞。

【译文】

脉搏强劲有力但脉管绷紧弹指，状如牵绳转索，是寒邪停留体内的脉象。脉搏强劲有力之中带有圆滑之象，则是痰浊凝滞之脉象。

【解析】

实脉的产生的机理，是邪气亢盛而正气未虚，正邪相搏，气血满盈，脉道充盛所致。寒主收引，寒邪侵犯人体，可致脉道紧束而拘急，故见实而且紧的脉象，是实寒积滞于体内之象。滑脉主痰涩，诊得实脉兼见往来滑利、应指圆滑之象，是痰饮凝滞、气实血涌、鼓动脉气所致。实脉产生的关键是正邪相搏，故只要是邪实而正不虚，都有可能出现实脉，如内有邪热积聚等。

李中梓在按语中还将实脉与紧脉进行了鉴别："夫紧脉之与实脉，虽相类而实相悬；盖紧脉弦急如切绳，而左右弹人手，实脉则且大且长，三候皆有力也。紧脉者热为寒束，故其象绷急而不宽舒，实脉者邪为火迫，故其象坚满而不和柔；以症合之，以理察之，便昭然于心目之间，而不可混淆矣。"仔细揣摩，实可明晰实脉与紧脉之间的差别。

须注意，若为久病虚证见实脉，则是脉证相反的反常征象。久病之人，正气虚衰，脉当虚弱，若反见实脉，则多为邪盛正虚，病属难治，多为不吉之兆。

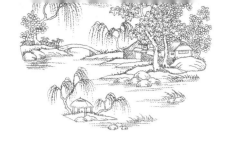

第九章　长脉（阳）

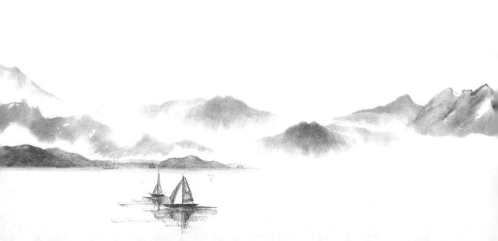

一、长脉体象

【原文】

长脉迢迢①，首尾俱端②；直上直下，如循长竿③。

【提要】

论述长脉的脉形表现特征。

【注释】

①迢迢：长远意。

②首尾俱端：是指长脉的脉体长达脉位的两端。

③如循长竿：如同沿着长杆触压一样。循，顺着、沿着意。

【译文】

长脉的特点是脉体较长远，到脉位的首尾两端都可触及；脉搏直上直下，就像按在长竿上一样。

【解析】

长脉的形态，是脉搏应指范围达到脉位的首尾两端。正如李中梓在按语中曰："长之为义，首尾相称，往来端直也。"判断长脉是否为病脉的关键是看脉象柔和与否。如果脉搏长而远如按长竿，但是指下感觉硬直而欠缺柔和之象，则属病脉，多为邪气盛实，正气不衰，正邪相搏；如果脉搏长而柔和，则是气血旺盛，精气满盛，脉气有余之健康人的脉象。正如《素问·脉要精微论》曰："长则气治。"《素问·平人气象论》曰："肝脉来软弱招招，如揭长竿末梢，曰肝平。病肝脉来盈实而滑，如循长竿，曰肝病。"均讨论了长脉的若干问题。后世有李时珍之父李月池曰："心脉长者，神强气壮；肾脉长者，蒂固根深，皆言平脉也。"更是分别论述了心、肾部脉长的含义。

二、长脉主病

【原文】

长主有余，气逆火盛。左寸见长，君火为病；右寸见长，满逆①为定。左关见长，木实之殃；右关见长，土郁②胀闷。左尺见长，奔豚③冲兢④；右尺见长，相火专令。

【提要】

分述长脉的性质、主病，以及出现在寸、关、尺三部的主病。

【注释】

①满逆：胸部胀满气逆。

②土郁：土，指脾胃。土郁，即脾胃之气窒滞。

③奔豚：病名。豚，即小猪。奔豚是指病发时自感有气从下腹上冲胸部，甚至直达咽喉，如有小猪奔突。

④兢：战栗，恐惧意。

【译文】

长脉主有余之实证，多为气机上逆、火热亢盛。左寸部见长脉，多是心火为病；右寸部见长脉，则有胸部胀满气逆之症。左关部见长脉，是肝脏实证作祟；右关部见长脉，是脾胃气滞而致脘腹胀闷。左尺部见长脉，可见奔豚上冲，恐惧不安；右尺部见长脉，则是肝、肾虚火为病。

【解析】

长脉主病，以邪气亢盛为主，多为阳证、热证、实证，是气机上逆、火热亢盛。而寸、关、尺三部不同的长脉，又各有特点。左寸主心，故左寸部出现长脉，是心火亢盛之象；右寸主肺，右寸部出现长脉，是邪气壅阻于肺，肺失宣降，常见胸部满闷、咳喘气逆。左关是肝脉，左关部出现长脉，是肝气郁结或肝火亢盛之实证；右关主脾胃，右关部出现长脉，是脾胃之气壅滞，运化失司，可见脘腹胀闷。左尺候肾，左尺部出现长脉较为罕见，常常是肾脏寒气上冲，发为奔豚之气；右尺候命门，右尺部出现长脉，则为肝、肾相火内动之候。

　　总之，长脉可以是平脉也可以为病脉，李中梓认为：长脉"在时为春……在人为肝。肝主春生之令，天地之气至此而发舒，脉象应之，故得长也。"所以脉长而和缓，即为健旺之征；而如果是"长而硬满，即属火亢之形，而为疾病之应也。"临床上大凡实、牢、弦、紧等病脉，多兼见长脉，所以古人有"长主有余之疾"之说。

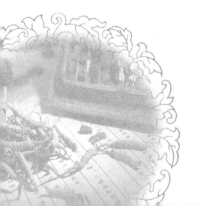

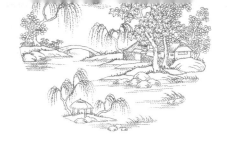

第十章　短脉（阴）

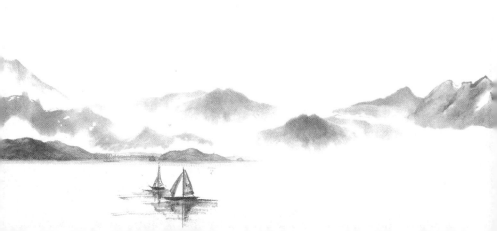

一、短脉体象

【原文】

短脉涩小，首尾俱俯①；中间突起，不能满部。

【提要】

论述短脉的脉形表现特征。

【注释】

①俯：一是低，向下；二是潜伏，卧伏。在此为潜伏，隐匿。

【译文】

短脉的特点是脉来艰涩细小，首尾短缩难以感觉，指下感觉中间突出，不能布满脉位。

【解析】

一般认为短脉不能满布，故只显于关部，正如《四海同春》所说："短谓短缩于长脉之两头。"也即是短脉仅在关部明显，而寸尺部皆触不清。李中梓在按语中说："短之为象，两头沉下，而中间独浮也。"也并没有明确短脉仅现于关部。事

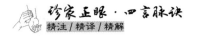

实上，短脉可以出现在寸、关、尺三部的任一部分，只是以脉体短小，其他部指下感觉不清为要。

二、短脉主病

【原文】

短主不及，为气虚症。短居左寸，心神不定；短见右寸，肺虚头痛。短在左关，肝气有伤；短在右关，膈间为殃。左尺见短，少腹①必疼；右尺见短，真火②不隆。

【提要】

分述短脉的性质、主病，以及出现在寸、关、尺三部的主病。

【注释】

①少腹：下腹部两侧。

②真火：指肾阳。中医学认为肾为水火之宅，又为人之先天之本，故肾阳为真火，又称命门之火，肾阴为真水，又称命门之水。

【译文】

短脉主虚损不足，以阳气虚衰为主。短脉出现在左寸部，多见于心神不安；短脉出现在右寸部，常见于肺虚引起的头痛。左关部见短脉，是肝气受伤；右关部见短脉，则是胸膈之间有病变。左尺部见短脉，必然出现少腹疼痛；右尺部见短脉，则多是肾阳虚衰。

【解析】

临床上寸、关、尺三部见短脉，总以气虚、阳虚为主。《素问·脉要精微论》曰："短则气病。"气为阳，血为阴，气血以充沛为要，血脉的搏动，以阳气的鼓动为动力，以阴血的充盈为基础，如果阳气虚衰，尤其是心之阳气不足，推动血行乏力，肺气虚，宗气生成不足，助心行血乏力，则气血难以持续在脉道中充盈运行，导致寸口脉短小。

短脉不仅见于虚证，也可见于实证，任何原因导致的气郁实证，均会导致气机阻滞，脉气不得伸展，也可出现短脉，比如气滞血瘀和痰凝食积等，但由于是实证，故必短而有力。

李中梓在按语中认为："盖以气属阳，主乎充沛，若短脉独见，气衰之确兆也。然肺为主气之脏，偏与短脉相应，则又何以说也。《素问》曰：'肺之平脉，厌厌聂聂，如落榆荚。'则短中自有和缓之象，气仍治也。"其引用李时珍语曰："长脉属肝，宜于春；短脉属肺，宜于秋。但诊肺肝，则长短自见。"进而认为短脉"非其时、非其部，即为病脉也。"这一认识似与现代临床相左。一般来讲，《素问·平人气象论》中的"肺之平脉"系指浮脉，而非指短脉，而短脉的出现均为病脉而无平脉。

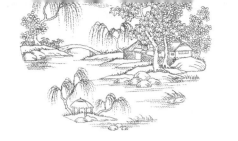

第十一章　洪脉（阳）

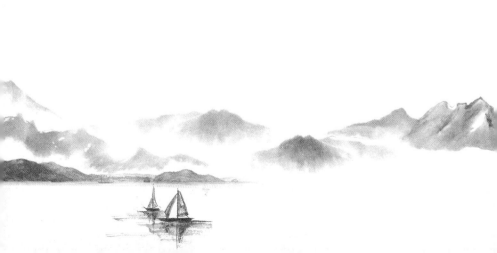

一、洪脉体象

【原文】

洪脉极大，状如洪水；来盛去衰①，滔滔②满指。

【提要】

论述洪脉的脉形表现特征。

【注释】

①来盛去衰：指下脉势来势汹涌，去势渐衰。
②滔滔：充满之意，形容脉形粗大，脉势汹涌。

【译文】

洪脉的特点是脉形、脉势均盛大，就像滔滔的洪水一般；脉势汹涌有力，来势盛大，去势稍衰减，指下感觉粗大满指有力。

【解析】

洪脉的特点是浮大有力，滔滔满指，犹如波涛汹涌，来时势极充盛，而去时势头渐缓，需要较长时间才能消退，所以又

有"来大去长"之描述。一般是由实热等病因导致脉管内血流
量增加，脉压增大，血流速度增快，循环动力增强，以致脉管
形体增宽，脉搏有力，脉形急速升起，所以脉来具有浮、大、
强的特点，形如波涛之汹涌；脉去如落下之波涛，较来时势减
力缓，故说洪脉形大满指，来盛去衰。

此外，洪脉为夏季之常脉，夏季暑热之气较盛，健康人脉
象可见微洪，但须和缓方为正常。

二、洪脉主病

【原文】

洪为盛满，气壅火亢。左寸洪大，心烦舌破；右寸洪大，
胸满气逆。左关见洪，肝木太过；右关见洪，脾土胀热。左尺
洪大，水枯①便难；右尺洪大，龙火②燔灼。

【提要】

分述洪脉的性质、主病，以及出现在寸、关、尺三部的
主病。

【注释】

①水枯：水为阴，指阴液枯。在此是指肾阴枯涸。

②龙火：指肝、肾之虚火。

【译文】

洪脉为盛满之象，多由邪气壅盛、火热之邪亢奋所致。左寸部见脉洪大，多见心烦、口舌生疮；右寸部见脉洪大，多见胸部满闷、气逆喘咳。左关部出现洪脉，为肝气太旺之象；右关部出现洪脉，属脾胃之气壅滞，可见脘腹胀满灼热。左尺部见洪脉，是肾阴枯竭，不能濡润肠道，可见大便艰难；右尺部见洪脉，则为肝肾阴亏、虚火燔灼之兆。

【解析】

洪脉常常出现在实证发热，特别是外感病中期或阳明热盛之时。当邪热壅遏于内，或外邪特别是暑热之邪侵犯人体，而正气不衰，则正邪相搏剧烈，气血沸腾，气盛血涌，内热充斥，脉道扩张，故脉见盛满之象。

洪脉见于寸、关部位，多主实证、热证。如心经热盛、心烦、口舌生疮，可见左寸脉洪大；肺热壅盛，胸部满闷，咳喘气逆，可见右寸脉洪大。肝经之火燔灼，可见左关脉洪；脾胃之气壅滞，胃火旺盛，脘腹胀满灼热，可见右关脉洪。若发热性疾病脉见洪大者，多表示热毒炽盛，病情严重，宜急速采取治疗措施，否则极易导致心阳衰竭而发生脱证。

洪脉见于尺部，常为反常之脉，多是泻利日久或呕血、咯血致阴血大亏，元气大伤，阴精耗竭，孤阳将越之象，此时脉象多有浮取盛大而沉取无根，或见躁疾，临床要慎重对待。还有，洪脉为有余、为实象，如果形体瘦弱之人或者久病之人见到洪脉，为形症不与脉相合，如《脉经》所说："形瘦脉大而多气者死"，可见形症与脉不相合者，均非吉兆。

洪脉为临床较常见之脉象，故出现洪脉应当结合具体的临床表现而分析之，这对临床治疗和预后判断具有一定的意义。

此外，洪脉与实脉须注意鉴别。洪脉与实脉在脉势上均表现为充实有力，但实脉应指有力，来去俱盛，举按皆然，这一点可以与洪脉之来盛去衰相鉴别。

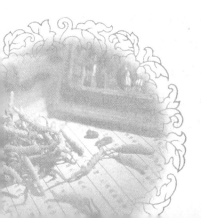

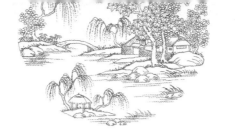

第十二章　微脉（阴）

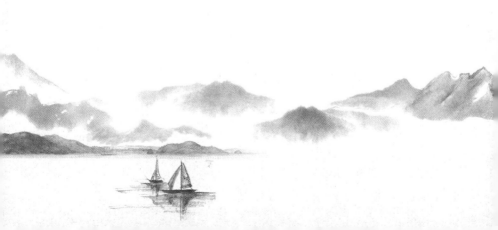

一、微脉体象

【原文】

微脉极细，而又极软①；似有若无，欲绝非绝。

【提要】

论述微脉的脉形表现特征。

【注释】

①极软：诊脉时指下感觉极其柔软，似有似无。

【译文】

微脉的特点是非常细小，而又极度柔软无力；按之模糊不清，似有似无，感觉将绝未绝。

【解析】

微脉的形象为极度细软，弱而无力，欲绝非绝，按之模糊不清。多为阴阳气血极虚，鼓动无力所致。古人形容微脉之象，有用"瞥瞥如羹上肥"形容其软而无力，也有用"萦萦如蛛丝"描述其细而难见。所以医者诊脉时需凝神静气，若心神

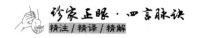

浮越，未能虚静，而诊其脉则有可能不得而见。

从现代临床实验的结果看，微脉是由于心脏功能衰竭，或失血、失液及其他因素引起的血容量过低或血压过低造成的，常见于不同程度的休克和休克过程中的不同阶段。

二、微脉主病

【原文】

微脉模糊，气血大衰。左寸惊怯①，右寸气促。左关寒挛②，右关胃冷。左尺得微，髓绝精枯③。右尺得微，阳衰命绝。

【提要】

分述微脉以及出现在寸、关、尺三部的主病。

【注释】

①惊怯：惊恐，害怕。怯：害怕，畏惧。

②寒挛：因寒邪侵袭而引起肢体挛缩、屈伸不利。

③髓绝精枯：肾藏精，主骨生髓，髓绝精枯即指肾精枯竭。

【译文】

微脉的脉象模糊，多是气血大衰之象。左寸脉微，则心惊神怯，右寸脉微，则气虚喘促。左关脉微，是寒凝肝脉而见拘急，右关脉微，则胃中虚冷而不受谷。左尺脉微，是肾虚精髓枯竭；右尺脉微，则肾阳虚极，生命将绝。

【解析】

脉为血之府，血足则脉充，气盛则脉行。若阴血大亏则难以充脉，阳气虚衰而无力运血，故脉来模糊，极细极软。又因心为火脏主血脉，肾为水脏寄元阴元阳，故微脉多见于心肾阳衰之证。若心阳虚衰，不能鼓动心神，故心惊神怯；肾阳虚衰，一身阳气无根，则生命将绝。若寒邪客于肝脉，可见睾丸冷痛，牵引少腹，可见左关部脉微；若中焦虚寒，寒凝胃脘，则可见右关脉微；左尺部脉微，则是肾精枯竭，不能生髓化血，血脉失充之象。此外，微脉的诊察也有技巧，若轻按之而如无，此为阳气衰微；若重按之而欲绝，则是阴气竭绝。总之，出现微脉意味着气血虚弱严重，所以李时珍说："微主久虚血弱之病，阳微则恶寒，阴微则发热，自非峻补，难可回春。"

微脉易与弱脉、细脉相混淆。微脉极细、极弱、极软，欲绝非绝，按之模糊不清。但是微脉脉位在上，浮取易得，而弱脉脉位在下，寻按可知；微脉与细脉皆细，然微脉较细脉更细，且细脉与脉位无关。

此外，久病与新病出现微脉对判断预后有不同的指导意义。久病见有微脉，多不可救者，这是正气即将灭绝之象。新病得之，犹或可生者，这是因为邪气尚不至于深重。

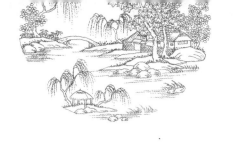

第十三章　细脉（阴）

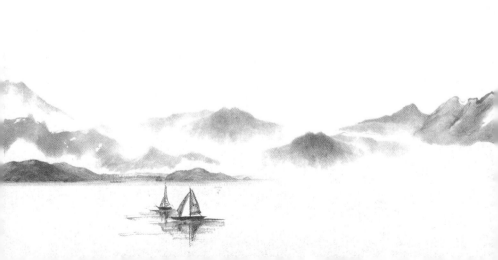

一、细脉体象

【原文】

细直而软，累累①萦萦②；状如丝线，较显于微。

【提要】

论述细脉的脉形表现特征。

【注释】

①累累：通"羸羸"，瘦弱的样子。

②萦萦：萦，缠绕。萦萦，形容细脉细长不断的样子。

【译文】

细脉的特点是脉体狭小，细直而软，好像非常瘦弱的样子，但细而延绵不绝，指下感觉如按一根丝线，感觉比微脉稍明显。

【解析】

细脉的特点是脉体狭小，指下感觉脉管如同细线一般，但起落明显。细脉是由于血液、津液虚损不足，脉道得不到充盈，或气虚无力推动血行以充盈脉道，或是由于湿邪阻滞脉道，导致血液不能充盈脉道，而显示出来的脉象。

二、细脉主病

【原文】

细主气衰，诸虚劳损。细居左寸，怔忡不寐^①；细在右寸，呕吐气怯^②。细入左关，肝阴枯竭；细入右关，胃虚胀满。左尺若细，泄痢遗精；右尺若细，下元^③冷惫。

【提要】

分述细脉的性质、主病，以及出现在寸、关、尺三部的主病。

【注释】

①不寐：即失眠。

②气怯：怯，虚弱意。气怯即气虚。

③下元：即下焦。

【译文】

细脉主各种气虚以及各种虚劳损耗之证。左寸部见细脉，可见怔忡、失眠；右寸部见细脉，常见呕吐、伤气。左关部见细脉，多为肝阴枯竭；右关部见细脉，常见脾胃虚弱而胀满不适；左尺部见细脉，可有泄泻、痢疾和遗精；右尺部见细脉，多有下焦元阳不足、虚寒丛生。

【解析】

临床上细脉多见于因气血不足而出现的各种心悸、怔忡、气短、头晕、汗出、面色无华、倦怠乏力、纳呆、腹泻、便溏等症，或因阳气不足而出现的畏寒、下利，以及阴精亏虚而出现的潮热盗汗、颧红口干、五心烦热等，此外，也可因湿性黏滞重浊，阻碍脉道导致气血运行不利，而出现细脉。因此，临床诊断细脉常须结合其他症状进行判断。

细脉与微脉都属虚脉，均有脉道细小之象，临证须注意鉴别。李中梓在按语中说："细之为义，小也，细也，状如丝也。微脉则模糊而难见，细脉则显明而易见，故细比于微稍稍较大也。"并指出了其病机特点和预后判断："大抵细脉、微脉，俱为阳气衰残之候。《内经》曰：'气主煦之'，非行温补，何以复其散失之元乎……然虚劳之脉，细数不可并见，并见者必死。细则气衰，数则血败，气血交穷，短期将至，虽和缓投治，亦无回生之日矣。"

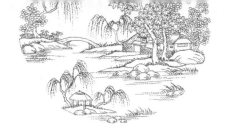

第十四章　濡脉（阴中之阳）

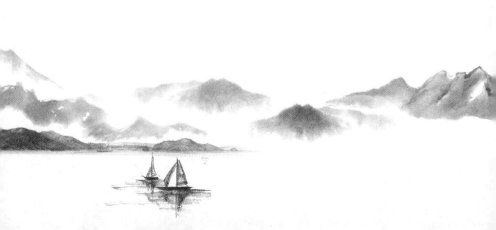

一、濡脉体象

【原文】

濡脉细软，见于浮分；举之乃见，按之即空。

【提要】

论述濡脉的脉形表现特征。

【译文】

濡脉的特点是细而且柔软，仅见于浮候，轻取即可以得之，稍微用力便摸不到。

【解析】

濡脉属于浮类脉和虚类脉，濡即软义，其特点是"浮而细软"，即位浮、形细、质软，必须轻手细审，中沉二候则触摸不到。王叔和喻以帛浮水面，李时珍用水上之浮沤比拟之，深得濡脉之三味。其机制多因气阴精血诸不足，因气虚无力行血，且因气虚而不敛，脉道呈现出松弛软弱之势，故现浮象；精血虚而脉道不充，故脉形细小。

二、濡脉主病

【原文】

濡主阴虚，髓绝精伤。左寸见濡，健忘惊悸；右寸见濡，腠①虚自汗②。左关逢之，血不营筋；右关逢之，脾虚湿侵。左尺得濡，精血枯损；右尺得之，火③败命乖④。

【提要】

分述濡脉的性质、主病，以及出现在寸、关、尺三部的主病。

【注释】

①腠：即腠理，此指人体肌肉和皮肤的纹理。

②自汗：在清醒时不因劳累活动，不因天热及穿衣过暖和服用发散药物等因素而自然汗出。多因营卫不和、热炽阳明、暑伤气阴、气虚阳虚等引起。

③火：指肾阳，即命门之火。

④乖：乖戾，指不吉之候。

【译文】

出现濡脉多为阴虚和肾精不足、骨髓化源枯竭。左寸部出现濡脉，常有健忘、心慌、心悸不能自主；右寸部出现濡脉，则皮毛腠理空虚而自汗常出。左关部见到濡脉，是肝血虚不能养筋；右关部见到濡脉，则属脾气虚，湿邪侵袭。左尺部见濡脉，是精血耗损枯竭之象；右尺部见濡脉，则是命门之火衰败、生命将绝之征。

【解析】

濡脉主阳气阴血不足诸多虚证，多见于崩中漏下、虚劳失精、慢性久泄、自汗喘息等病证。此外，濡脉还主湿证，湿邪困阻中焦，脾阳被困而不振，水湿内停，也可阻碍脉道，涣散气机，使脉道松弛不充而见濡脉。

濡脉常需与细脉、微脉、弱脉相鉴别。四脉同为脉势软弱无力并且脉形细小，但濡脉浮细而无力，且轻取即得，重按则无；细脉以形态得名，脉形小而应指明显；微脉则既有脉形又有脉力，指下感觉极细极软、按之欲绝、若有若无、起落模糊；弱脉则以脉力计，应指沉细而无力。

濡脉还需与散脉相鉴别。濡脉与散脉均为无根之脉，李中梓在按语中认为："散脉从浮大而渐至于沉绝，濡脉从浮小而渐至于不见也。从大而至无者，为全凶之象；从小而之无者，为吉凶相半也。"

　　李中梓还对临床上出现濡脉的预后进行了讨论，指出："浮主气分，浮举之而可得，气犹未败。沉主血分，沉按之而全无，血已伤残。在久病老年之人见之，尚未至于命绝，为其脉与症合也。若平人及少壮及暴病见之，名为无根之脉，去死不远矣。"

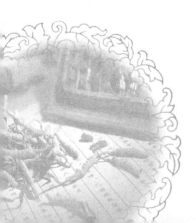

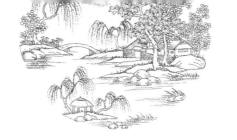

第十五章　弱脉（阴）

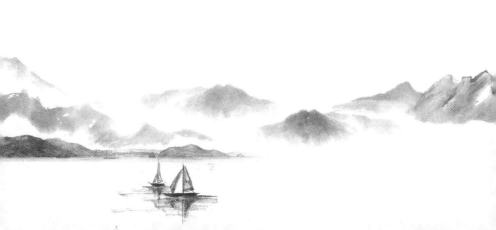

一、弱脉体象

【原文】

弱脉细小，见于沉分；举之则无，按之乃得。

【提要】

论述弱脉的脉形表现特征。

【译文】

弱脉的特点是极为细小软弱，脉位深沉，以轻指力按之触摸不到，须以重指力按之才能感觉到其存在。

【解析】

弱脉的形成大抵为阳气、阴血俱虚所致。阴血亏损，不能充盈脉道，故脉形细小；阳气虚衰，无力推动血行，则脉力软弱，脉位深沉。弱脉脉形的表现特点正如王叔和《脉经》所云："弱脉极软而沉细，按之乃得，举手无有。"

弱脉要注意与细脉、濡脉相鉴别。弱脉与细脉都是脉体狭小，但细脉应指比较明显，且浮、中、沉三候皆可得到；而弱脉却有脉位沉而脉力弱，是沉细无力综合的脉象。弱脉与濡脉均为无力之特征，但弱脉是沉取乃得，而浮取、中取均不得；而濡脉却相反，为浮取细审乃得，中沉二候则感觉不到。

二、弱脉主病

【原文】

弱为阳陷，真气①衰弱。左寸心虚，惊悸健忘；右寸肺虚，自汗短气。左关木枯②，必苦挛急；右关土寒③，水谷之疴④。左尺弱形，涸流可征；右尺若见，阳陷可验。

【提要】

分述弱脉的性质、主病，以及出现在寸、关、尺三部的主病。

【注释】

①真气：指元气，由肾中精气所化生。

②木枯：肝属木，木枯即指肝阴血亏虚。

③土寒：脾属土，土寒即是脾胃阳气虚弱。

④疴：病之意。

【译文】

弱脉的主病以阳气虚陷，真气衰弱为主。左寸部出现弱脉，是心气不足，常见心慌、惊悸、健忘；右寸部出现弱脉，是肺气虚损，多见自汗出而气短乏力。左关部脉弱，是肝血枯竭，筋脉失养，必然导致肢体痉挛拘急；右关部脉弱，是脾胃虚寒，常见饮食水谷不化。左尺部见弱脉，是肾阴干枯之征；右尺部见弱脉，为肾阳衰微之象。

【解析】

弱为不足，弱脉主要见于气血阴阳亏虚的虚劳证。但是在气血阴阳中，阳气虚是形成弱脉的主要原因。若真元之气不足，一身阳气皆为之不振，阳气虚衰，鼓动血脉无力，故脉来软弱无力。弱脉脉位特征是沉取感软弱无力，而浮取不得，《脉经》云："浮以候阳气之盛衰。"也说明阳气虚衰是形成弱脉的主要原因。故心肺阳气不足，脾胃阳气不振，肾阳衰微，命门火衰，必然出现弱脉，并可见少气、乏力、自汗、心悸、咳喘、语音低微、腹胀、便溏、五更泄泻、阳痿、滑精等。

气为血之帅，气能生血，气虚则血液化源匮乏；血为气之母，血能养气，血虚则气生化无源。故阴血亏虚也可见有弱脉。因此，肝血不足，则左关脉细而弱；肾阴不足，则左尺沉细无力。

此外，新病、久病见到弱脉常示有不同的预后。如果弱脉见于久病之人或者年老体衰之人，是形症与脉相合，疾病预后尚可；而弱脉见于新病之人或者少壮之人，为形症不与脉相合，疾病预后凶险。并且，李中梓认为："弱堪重按，阴犹未绝，若兼涩象，则气血交败，生理灭绝矣。"此说临床可资参考。

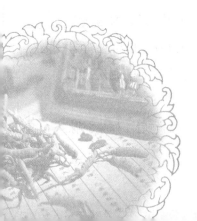

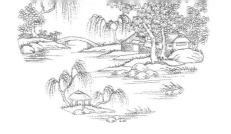

第十六章　紧脉（阴中之阳）

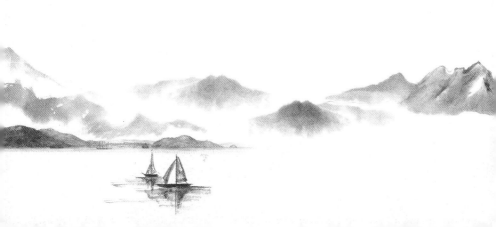

一、紧脉体象

【原文】

紧脉有力，左右弹人[1]；如绞转索[2]，如切紧绳。

【提要】

紧脉的脉形表现特征。

【注释】

[1]左右弹人：意指脉形紧张，按压时，绷紧之脉左右游走不稳定。
[2]转索：索，大绳子。转索，转动的绳索。

【译文】

紧脉的特点是应指绷紧劲急有力，左右弹手，感觉如同摸到旋转绞动并紧绷的绳索一样。

【解析】

紧脉是一种脉来绷急有力的脉象，无论轻举重按，脉搏的紧张度、力度均较高，如按绞转的绳索一般，绷急有力且左右弹动按不住。紧脉的形成原因主要是寒邪侵犯人体。寒为阴邪，易困遏阳气，主凝滞收引，使脉道紧束而拘急。寒邪袭人，正气与之剧烈相争，故脉来绷急搏指有力，状如切按绳索。

二、紧脉主病

【原文】

紧主寒邪，亦主诸痛。左寸逢紧，心满急痛；右寸逢紧，伤寒①喘嗽。左关、人迎②，浮紧伤寒③；右关、气口④，沉紧伤食。左尺见之，脐下痛极；右尺见之，奔豚疝疾。

【提要】

分述紧脉的性质、主病，以及出现在寸、关、尺三部的主病。

【注释】

①伤寒：此处指病因，是指寒邪侵袭人体肌表部位。

②人迎：人迎、气口脉（见注释④）有几种说法，此处是以左手关前一分为人迎。人迎主候天之六气，六淫之邪袭于经络而未入胃腑皆可通过人迎显露出来。

③伤寒：伤寒既是疾病名，又是证候名。此处指证候名，是《伤寒

论》中的太阳表证的一个证型，主要症状有发热、恶寒、无汗、头项强痛、脉浮紧等。

④气口：此处气口指右手关前一分。气口候人七情、饮食，七情之气，郁于心腹不能散，饮食五味之伤，留于肠胃不得通，皆可通过气口诊察出来。

【译文】

紧脉多为寒邪袭人而致的病证，又主各种原因引起的疼痛。如果左寸部见紧脉，可见心胸胀满、拘急疼痛；如果右寸部见紧脉，常常是外感寒邪而咳嗽；如果左手关部或人迎脉见浮紧之象，多属于太阳伤寒表证；右手关脉或气口脉见沉紧之象，则多为伤食积滞。左尺部见紧脉，则脐下剧痛难忍；右尺部见紧脉，则多为奔豚气或各种疝疾疼痛。

【解析】

紧脉在临床上多见于因寒而致的病证，既有外寒也有内寒，如外感风寒，则见恶寒、无汗、头项强痛，此时脉常见浮紧之象；阳虚内寒，引起畏寒、腹痛、下利等症，则紧脉多与沉脉并见。紧脉还常见于各种原因引起的疼痛，也多与寒邪凝滞于经脉，致气血运行不畅有关。如外来寒邪侵犯人体经络引起头身疼痛；寒邪侵犯肌肉关节引起关节肢体痹痛、活动不利；若心阳不振，寒凝心脉，心血瘀阻引起心绞痛或痛引肩背；肾经寒气上冲可引起奔豚气，亦可见腹部绞痛，或引发各

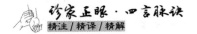

种疝疾疼痛。

此外，宿食内停引起的腹胀疼痛等也可见紧脉，系因实邪阻滞，气机不通，导致血实脉涌。

三、紧脉兼脉

【原文】

浮紧伤寒，沉紧伤食。急而紧者，是为遁尸①。数而紧者，当主鬼击②。

【提要】

论述紧脉与其他脉象相兼所主的病证。

【注释】

①遁尸：病名。指一种突然发作，以心腹胀满刺痛、喘急为主要症状的危重病证。

②鬼击：病名，又名"鬼排"。指胸腹部突然绞痛或出血的疾患。

【译文】

脉浮而紧，多是寒邪侵袭人体肌表的太阳伤寒表证；脉沉而紧，常为伤食积滞。脉来急迫而紧者，可为遁尸，即突然发作以心腹胀满刺痛、喘急为主要症状的危重病证。脉来疾数而紧者，可主鬼击，是指胸腹部突然绞痛或出血的疾患。

【解析】

临床上紧脉常与其他脉相兼。紧为寒，浮为表，故寒邪袭表常见紧脉与浮脉并见；沉主里，若伤食积滞，邪实内郁，邪正相争于里，则紧脉常与沉脉并见。

各种原因引起的疼痛均可见紧脉，如头身疼痛、关节肢体痹痛、心绞痛、腹部绞痛及各种疝疾疼痛等。若不仅出现紧脉，还兼有脉来急迫或疾数，说明邪气盛实，病情危急，系气机内闭，血实脉涌，如遁尸或鬼击病证，均属危候。

此外，咳嗽以及虚损之证而见沉紧脉，这是正气已虚而邪已胶痼的表现，提示预后不佳。

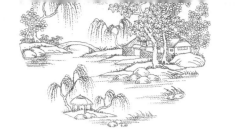

第十七章　缓脉（阴）

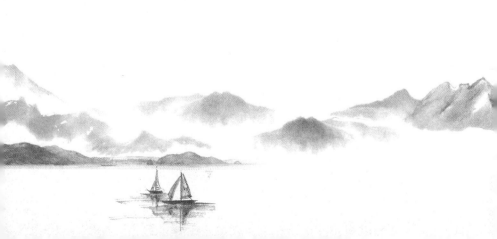

一、缓脉体象

【原文】

缓脉四至，来往和匀；微风轻飐①，初春杨柳。

【提要】

论述缓脉的脉形表现特征。

【注释】

①飐：风来吹物使其颤动之意。

【译文】

缓脉的特点是一呼一吸脉搏跳动四至，往来和缓而均匀，就像在微风轻轻地吹拂下摇曳不停的初春杨柳一般。

【解析】

缓脉即指脉率又指脉势，故有迟缓、和缓、怠缓等不同含义，因此，缓脉亦有正常与异常之分。正常的缓脉，是脉来从容和缓、不快不慢、不浮不沉、节律均匀，是脉有胃气的一种表现。而异常的缓脉，则是脉势怠缓，稍快于迟的一种脉象，

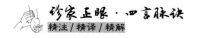

脉来怠缓且松懈无力。并且，异常之缓脉常常兼有其他病脉。

二、缓脉兼脉主病

【原文】

缓为胃气，不主于病。取其兼见，方可断症。浮缓风伤，沉缓寒湿，缓大风虚，缓细湿痹①，缓涩脾薄②，缓弱气虚。左寸涩缓，少阴③血虚；右寸浮缓，风邪所居。左关浮缓，肝风内鼓；右关沉缓，土弱湿侵④。左尺缓涩，精宫⑤不及；右尺缓细，真阳衰极。

【提要】

分述缓脉的性质，以及与其他脉象相兼出现在寸、关、尺三部的主病。

【注释】

①湿痹：痹证类型之一，因风、寒、湿三气侵袭，其中以湿邪偏盛所致的痹症，以肢体关节重着疼痛为主要症状。

②脾薄：脾虚之意。

③少阴：指手少阴心。

④土弱湿侵：脾虚被湿邪所困。

⑤精宫：本为志室穴或命门穴的别名。此处指命门，因命门是人身精之所寄，男子以藏精，女子以系胞（胞宫）。

【译文】

脉象和缓是有胃气的表现，不主有病。只有在与其他病脉相兼出现时，才可作为诊断疾病的依据。如脉浮而缓，是风邪所伤；脉沉而缓，是寒湿内侵；脉大而缓，主风虚之证；脉细而缓，是湿痹之证；脉缓而涩主脾虚，脉缓而弱主气虚。左寸脉见涩而缓，为少阴心血不足；右寸脉见浮而缓，是风邪袭人之象；左关脉见浮而缓，可见肝风内动；右关脉沉而缓，多脾虚湿困；左尺脉缓而涩，是精宫精血不足；右尺缓而细，则为肾阳衰微。

【解析】

从容和缓、不快不慢、不浮不沉、节律均匀的缓脉可见于正常人的脉象。正如李中梓所说："缓而和匀，不浮不沉，不大不小，不疾不徐，意气欣欣，悠悠扬扬，难以名状者，此真胃气脉也。"脉有胃气则生，脉无胃气则死，有无胃气是脉正常与否的重要标志。只有缓脉见于病中，或兼见他脉时，才有临床意义，可以作为诊断的依据。对于缓脉与其他兼脉的主病，著名医家姜春华在"对脉学上若干意见的探讨"中总结说："归纳前人所说，有以下诸端：①和缓从容者为胃脉，为正常无病之脉；②怠缓不舒，有似困缚之象者，主湿邪黏滞，兼浮则为风湿在表，兼沉则属寒湿在里；③浮缓少神者，为气血不足；④浮而宽缓不弱，为卫虚；⑤迟缓沉细，为营弱虚寒。"在相兼脉中，浮缓、沉缓、迟缓、沉细缓较为常见。浮缓常见于太阳中风表虚证，因风性散漫开泄，常致人腠理开泄，故脉见浮缓。沉缓或迟缓多见于湿证或寒湿内停之证，因湿性黏滞，易阻气机，故脉来徐缓；而寒性收引，阳气受遏，脉气稽迟，故脉来缓慢。若脾虚，气血不足，血脉失充，鼓动无力，则可见沉细缓脉。至于寸、关、尺三部脉缓的意义，当结合寸、关、尺三部所主脏腑部位以及相兼脉和临床表现具体分析。

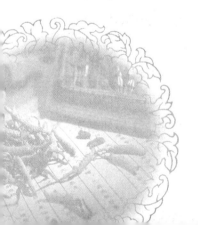

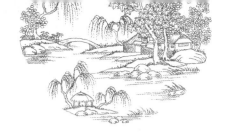

第十八章　弦脉（阳中之阴）

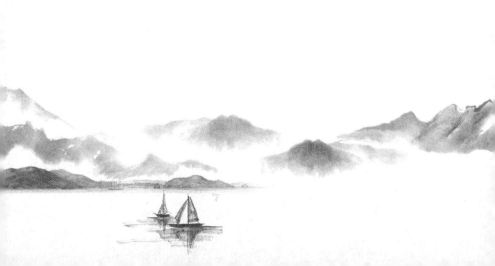

一、弦脉体象

【原文】

弦如琴弦，轻虚而滑；端直以长^①，指下挺然^②。

【提要】

论述弦脉的脉形表现特征。

【注释】

①端直以长：挺直并且长的样子。

②挺然：笔直凸出的样子。

【译文】

　　弦脉的特点是脉体柔和而滑利，指下的感觉是挺直而长，如同按在琴弦上一般。

【解析】

　　弦脉可见于病人也可见于正常人。正常人在春天可以见到弦脉，但此弦脉为指下有柔和之感；而病态的弦脉多僵直而少柔和之象。正如李中梓所说："弦之为义，如琴弦之挺直而略带长也……岐伯曰：'春脉肝也，东方木也，万物之所以始生也。故其气来，耎弱轻虚而滑，端直以长，故曰弦。'又曰：'肝脉来耎弱迢迢，如揭长竿末梢，曰肝平。'又曰：'肝脉来盈实而滑，如循长竿，曰肝病。肝脉来急而益劲，如张弓弦，曰肝死。'戴同父云：'弦而耎，其病轻；弦而硬，其病重。'深契《内经》之旨。"总之，弦脉的形态特点是如按琴弦，应指有挺直和劲急感。但弦脉的形象随病情变化而有所区别，病轻者脉虽弦但尚有柔和滑利之感；病重者应指端直以长，有切按弓弦之感；甚重者，脉来搏指挺然有力，脉体硬而不柔和，如循刀刃。

从现代临床来看，弦脉的形成机理比较复杂。一般认为是由多种因素综合作用于动脉血管，使血管壁平滑肌紧张度增高，或有动脉硬化，动脉压力增高，外周阻力增强等，致使血管紧张度增加，导致脉搏出现平直且长而有力的脉象。

二、弦脉主病

【原文】

弦为肝风，主痛主疟①，主痰主饮。弦在左寸，心中必痛；弦在右寸，胸及头疼。左关弦见，痰疟癥瘕②；右关弦见，胃寒膈痛。左尺逢弦，饮在下焦；右尺逢弦，足挛疝痛。

【提要】

分述弦脉的性质、主病，以及出现在寸、关、尺三部的主病。

【注释】

①疟：病名，即疟疾。以寒战，壮热，出汗，定期发作为特征。

②癥瘕：指腹内肿块，或胀或痛的一种病证。癥瘕积聚常并称，癥与积者有形，固定不移，病在脏，属血分；瘕与聚者无形，聚散无常，病在腑，属气分。

【译文】

弦脉的主病有肝风内动、疼痛、疟疾、痰饮证等。如果左寸脉弦，常见有心中疼痛；右寸脉弦，则见胸痛或头疼。左关部见弦脉，可见痰饮、疟疾、癥瘕等证；右关部出现弦脉，多有胃寒膈痛。若左尺部出现弦脉，多为饮邪停于下焦；右尺部出现弦脉，往往有下肢挛缩或病疝瘕疼痛。

【解析】

从《黄帝内经》的记载看，生理、病理、死候三种均可以见到弦脉。如《素问·宣明五气》曰："五脏应象，肝脉弦，心脉钩，脾脉代，肺脉毛，肾脉石，是谓五脏之脉。"《素问·平人气象论》曰："春胃微弦曰平。"这是讲正常脉象；而

《素问·平人气象论》曰:"春……弦多胃少曰肝病……秋……弦甚曰今病。"即是指病理状态;同样在《素问·平人气象论》中也论及死候,如"死肝脉来,急益劲,如新张弓弦,曰肝死。"由上文可以看出,判断弦脉正常与否的关键是脉象的柔和度。

正常人春天肝脉微弦是有胃气的表现,但此为正常之脉,当有柔和之感。病理性弦脉大多是由于肝胆疏泄失常、邪滞少阳、疼痛或者痰饮等多种原因致使脉气收敛紧张、脉来劲急导致的。如肝胆疏泄失常,则导致气机不畅,经脉拘急,气血紧束不伸,可以见到弦脉;如邪气停滞于少阳枢机之位,影响气机之出入,可见弦脉;如因疼痛,可导致肌肉筋脉紧张,如因痰饮亦可阻滞经脉,导致气机运行不畅,脉中气血鼓搏,脉来疾劲而见弦脉。临床中,病理性弦脉主要出现在肝胆病、诸痛证、疟疾、痰饮等疾病中,多见于肝气郁结的胁痛、郁怒;气滞血瘀之癥瘕积聚;肝风内动的眩晕、昏仆;邪在少阳之寒热往来、口苦、咽干、目眩、胸胁苦满;以及寒热往来且有定时的疟疾和各种痰证和饮证等。弦脉还可见于各种原因导致的疼痛,如心脉痹阻之心痛,可见有明显的左寸脉弦;肝病导致的胁痛,以左关弦为主;胃寒疼痛,多出现右关弦脉;下肢挛缩疼痛或疝气疼痛,多以尺脉弦明显。

此外,老年人脉象多弦硬,为精血亏虚,脉失濡养,脉失其柔和之象,属于生理性退化的一种征象。

三、弦脉兼脉

【原文】

浮弦支饮①，沉弦悬饮②。弦数多热，弦迟多寒。弦大主虚，弦细拘急③。阳弦头痛，阴弦腹痛。单弦饮癖④，双弦寒痼⑤。

【提要】

论述弦脉与其他脉象相兼所主的病证。

【注释】

①支饮：指饮邪停滞于胸膈部位的病证，以咳逆倚息不能平卧为主要症状。饮证分类有四，出自《金匮要略·痰饮咳嗽病脉证并治第十二》，分别为痰饮、悬饮、溢饮、支饮。

②悬饮：指水饮停留于胁肋部位的病证，以咳唾胸胁引痛为主要症状。

③拘急：指手足筋脉拘紧挛急。

④饮癖：癖，指潜藏在两胁之间的积块，平时寻摸不见，痛时才能摸到。饮癖，是癖的一种，见有口吐涎沫清水，胁腹有积块，食少，嗳酸等症。

⑤寒痼：痼，积久难治之病。寒痼，寒邪积留日久，见有腹痛泄

泻、手足逆冷、感寒气上冲等症。

【译文】

浮弦之脉象见于支饮病证，沉弦的脉象见于悬饮病证。弦而数的脉象多主热证，弦而迟的脉象多主寒证。弦大之脉主虚证，弦细之脉多见于手足拘急、强直。寸部见弦脉，多有头痛之症；尺部见弦脉，多为腹痛难安。单手脉弦多见于饮癖之候，双手脉弦多因寒邪积久难除。

【解析】

弦脉在临床上相当常见，临床主病较多，如肝胆病、诸痛证、疟疾、痰饮等多种病证均可见弦脉。弦脉与其他脉象同时出现还具有更多的主病意义。例如，阳热所伤或痰热内壅，脉多弦而数；阴寒为病，脉多弦紧或弦迟；痰饮内蓄，脉多弦滑；虚劳内伤，中气不足而为肝木所乘，则脉多见弦缓；肝病及肾，损及根本，则脉常弦细。

李中梓对弦脉与长脉进行了辨析："弦脉与长脉，皆主春令，但弦为初春之象，阳中之阴，天气犹寒，故如琴弦之端直而挺然，稍带一分之紧急也；长为暮春之象，纯属于阳，绝无寒意，故如木干之迢直以长，纯是发生之气象也。"此段话比较形象地描述了弦脉与长脉的异同。李中梓还指出了对弦脉预后的判断："两关俱弦，谓之双弦；若不能食，为木来克土，土已负也，必不可治。"可以作为临床判断疾病轻重的要点。

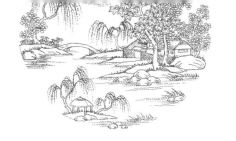

第十九章　动脉（阳）

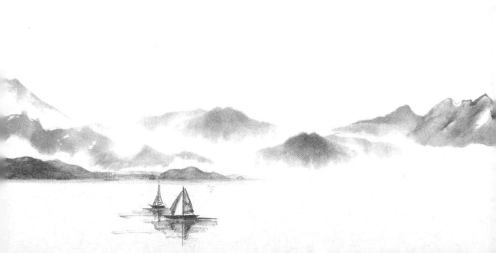

一、动脉体象

【原文】

动无头尾①，其动如豆；厥厥动摇②，必兼滑数。

【提要】

论述动脉的脉形表现特征。

【注释】

①无头尾：指脉位短小，不能满部。

②厥厥动摇：厥同蹶，跌倒义。本句是形容脉搏一蹶一蹶地跳动，短而坚紧的样子。

【译文】

动脉的特点是脉体短小如豆，无头无尾，一蹶一蹶地跳动，动摇不停，带有滑数的特点。

【解析】

《伤寒杂病论·辨脉法》曰："若动脉见于关上，上下无头无尾，厥厥动摇者，名曰动也。"即言动脉具有短、数、滑的特征，以短小无头尾为核心，并且见于关上。正如李中梓在按语中所说："动之为义，以厥厥动摇，急数有力得名也。两头俯下，中间突起，极与短脉相类；但短脉为阴，不数不硬不滑也。"事实上动脉可见于寸、关、尺任何一部，只是由于关部脉管较寸尺略高，所以动脉出现在关部的情况较为多见。

二、动脉主病

【原文】

动脉主痛，亦主于惊。左寸得动，惊悸可断；右寸得动，自汗无疑。左关若动，惊悸拘挛；右关若动，心①脾疼痛。左尺见之，亡精②为病；右尺见之，龙火③奋迅。

【提要】

分述动脉以及出现在寸、关、尺三部时的主病。

【注释】

①心：此处指剑突下、胃脘部。古人常将剑突下部位称为心口。

②亡精：是指肾精耗伤亡失，多指男性大量遗精、滑精等导致肾精亡失的疾病。

③龙火：指相火。

【译文】

出现动脉主要是由于疼痛和突受惊悸。左寸部见到动脉，多见心悸易惊；右寸部见到动脉，一定有自汗表现。左关出现动脉，常见心慌惊悸、手足屈伸不利；右关出现动脉，则见心脾部位疼痛。左尺见到动脉，是肾精耗伤为病；右尺见到动脉，是相火妄动之征。

【解析】

动脉短小如豆，滑数有力，是阴阳相搏的表现。正常情况下，人体阴阳相对平衡，升降如常，六脉冲和。当机体突受惊恐，或因疼痛，导致人体气机逆乱，升降反作，气血运行乖戾，阴阳不和，导致脉气不能正常往来，躁动鼓击，故出现短而滑数有力的脉象。

临证时要根据动脉出现的部位，结合临床表现加以判定与哪些脏腑病变有关。左寸为心，右寸为肺，左关为肝胆，右关为脾胃。至于动脉见于尺部，较为罕见，往往是由于男子亡精，或肾水不足，相火虚炎，阴阳不和，气血冲动乖戾，搏结躁疾所致。由于肾水不足、相火虚炎，故临床上尺部见动脉多伴发热症状。

临床上，动脉与短脉容易混淆，两者同为脉搏搏动范围较小且多关部明显，但是动脉的脉搏搏动范围一般较短脉更短小，且动脉常滑数有力，而短脉则常兼迟涩。

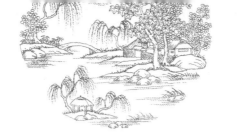

第二十章　促脉（阳）

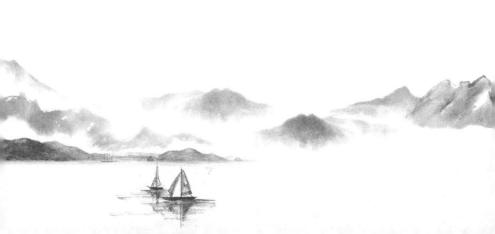

一、促脉体象

【原文】

促为急促，数时一止；如趋①而厥②，进③则必死。

【提要】

论述促脉的脉形表现特征。

【注释】

①趋：快走，此处指脉行急促。《释名·释姿容第九》曰："徐行曰步……疾行曰趋……疾趋曰走。"

②厥：摔倒，跌倒。

③进：发展、加重之义。

【译文】

促脉的特点是脉率较快，现急促之态，在疾数之中时有不规则地歇止，如同快步行走中时有突然跌倒，如果歇止的次数渐增，则病情加重，预后不好。

【解析】

促脉脉象具有搏动快、无规则歇止、自行复来三个特点。正如《伤寒论杂病论·辨脉法》所说："来数，时一止复来者，名曰促脉。"临床上促脉常见脉率在 90～160 次／分，脉搏不规整并出现间歇。脉搏的歇止数可以作为判断预后的标准之一，如果歇止数渐渐减少，则病情就逐渐好转；如果歇止数逐渐增多，则病情加重，提示预后不良。

二、促脉主病

【原文】

促因火亢，亦因物停①。左寸见促，心火炎炎；右寸见促，肺鸣咯咯②。促见左关，血滞为殃；促居右关，脾宫③食滞。左尺逢之，遗滑④堪忧；右尺逢之，灼热为定。

【提要】

分述促脉以及出现在寸、关、尺三部的主病。

【注释】

①物停：指病理性产物的停聚，如痰饮、瘀血、食积等。

②咯咯：象声词，与前述"炎炎"相对应，形容肺气喘粗上逆的样子。

③脾宫：脾胃一脏一腑同属土，胃为水谷之海，脾宫指胃腑。

④遗滑：遗精或滑精。

【译文】

促脉的形成主要是由于火热亢盛所致，也可由痰饮、瘀血、食积等邪气内阻引起。如果左寸部见促脉，是心火上炎之象；右寸部见促脉，常见喘促有声。促脉见于左关脉，多是瘀血阻滞之疾；促脉见于右关脉，则是饮食积滞为患。左尺如见促脉，多见遗精或滑精等症；右尺如见促脉，则是虚火内灼为灾。

【解析】

促脉主阳盛实热或邪实阻滞之证。阳邪亢盛，热迫血行，故脉来急数；热灼阴津则津血衰少，心气受损，致疾行之血不相接续，故脉来间歇。若有气滞、痰饮、瘀血、食积等阻滞脉道，致脉气接续不及，亦可产生间歇。

现实中，促脉既可见于实证，又可见于虚证。李中梓在按语中详述了促脉的虚实之机："脏气乖违，则稽留凝泣，阻其营运之机，因而歇止者，其症为轻。若真元衰惫，则阳弛阴涸，失其揆度之常，因而歇止者，其症为重。然促脉之故，得于脏气乖违者，十之六七；得于真元衰惫者，十之二三。或因气滞，或因血凝，或因痰停，或因食壅，或外因六气，或内因七情，皆能阻遏其营运之机，故虽当往来疾数之时，忽见一止耳。"即实证常由脏气不和、气机不利；虚证则多因真元衰惫，脏气衰微，致气血不相顺接而见脉促，则其脉必促而无力，病情必重。然而，在临床上虚证出现促脉的情况远较实证为少。

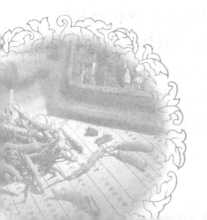

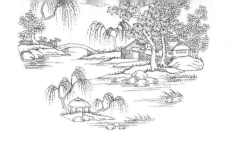

第二十一章　结　脉

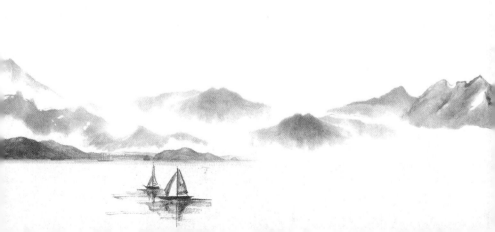

一、结脉体象

【原文】

结为凝结,缓时一止[①];徐行而怠[②],颇得其旨。

【提要】

论述结脉的脉形表现特征。

【注释】

①缓时一止:脉来缓慢,时有一次停顿。

②怠:松软懈惰的样子。

【译文】

结脉的形成是因脉气凝聚结滞,其特点是脉来迟缓,在缓慢之中时有不规则的一停,判断结脉的关键是脉来徐缓、松懈,时有一停。

【解析】

结脉是脉律失常中最为常见的一种脉象,表现为在一次完整的脉搏之后,脉搏停搏,或提前发生一次小的搏动,而后出现一个完整或不完整的代偿间歇期，尔后复动。正如《伤寒论·辨脉法》云："脉来缓，时一止复来者，名曰结脉。"李中梓在按语中说："结之为义，结而不散，迟滞中时见一止也。古人譬之徐行而怠，偶羁一步，可为结脉传神。"

结脉与促脉相比，同样具有无规则歇止、自行复来的特点，但区别是结脉搏动缓慢而促脉急速。

二、结脉主病

【原文】

结属阴寒，亦因凝积①。左寸心寒，疼痛可决；右寸肺虚，气寒凝结。左关结见，疝瘕必现；右关结形，痰滞食停。左尺结见，痿躄②之疴；右尺见结，阴寒为楚。

【提要】

分述结脉的性质、主病，以及出现在寸、关、尺三部的主病。

【注释】

①凝积：指瘀血、痰浊、食积等停积日久不化。

②痿躄：痿指身体某部分萎缩或失去机能的病。躄为跛脚或扑倒

义。痿躄在此意指肢体萎废不用的一类病证。

【译文】

结脉的形成主要是由于阴寒内盛，或由痰、湿、食、瘀等邪气凝结积滞所致。左寸脉结，是寒阻于心脉，心阳被遏，必见心胸疼痛；右寸脉结是肺阳不足，阴寒凝结不通；左关脉结，会出现疝痛瘕癖之类的疾病；右关出现结脉，常为痰饮凝滞或宿食内停；左尺脉结，可见肢体萎废不用；右尺脉结，则是阴寒内盛之象。

【解析】

结脉主要是由于阴寒内盛，气血津液不能正常运行，以致寒、痰、湿、食、瘀等凝结积聚，阻碍血行，使脉中气血运行不相连续所致；再有阴寒内盛、心阳被抑，或气血虚衰、心阳不振，均可导致脉中气血运行不相连续，而出现结脉。正如李中梓所说："大凡热则流行，寒则停滞，理势然也。夫阴寒之中，且夹凝结，喻如隆冬天气严肃，流水冰坚也。少火衰弱，中气虚寒，失其乾健之运，则气血痰食互相纠缠，运行之机缄不利，故脉应之而成结也。"阴寒内盛所致的结脉，常常是结而有力，或兼沉、迟、滑、涩象，且多见于寸、关部位；若因气血虚衰，心阳不振，导致的结脉，往往是脉结而无力。至于肾之阴阳两亏，进而导致心之阴阳虚衰者，则多以尺脉结而无力更为明显。

　　同为结脉还存在着细微的差别。正如李中梓在按语中所云："仲景云：'脉累累如循长竿，曰阴结。脉蔼蔼如车盖，曰阳结。'王叔和云：'如麻子动摇，旋引旋收，聚散不常，曰结，主死。'夫是三者，虽同名为结，而义实有别。浮分得之为阳结；沉分得之为阴结；止数频多，参伍不调，为不治之症。"

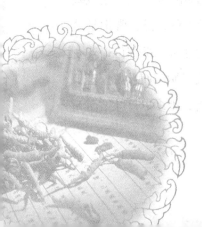

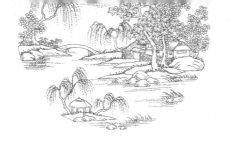

第二十二章 代脉（阴）

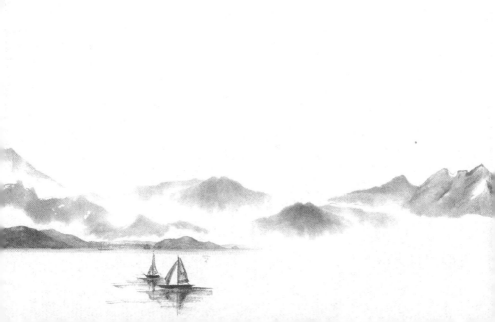

一、代脉体象

【原文】

代为禅代①，止有常数；不能自还②，良久复动。

【提要】

论述代脉的脉形表现特征。

【注释】

①禅代：禅，禅让，是古代部落联盟推选领袖的制度。禅代，有替代之意。

②不能自还：自还指自行恢复。不能自还在此为不能立即恢复，而不是不能自行恢复。

【译文】

代脉的特点是禅代，即脉搏跳动到一定次数，就要出现有规律的歇止，而且不能立即恢复，间隔较长时间后才能恢复跳动。

【解析】

李中梓说："代者，禅代之义也。如四时之禅代，不愆其期也。结、促之止，止无常数；代脉之止，止有常数。结促之止，一止即来；代脉之止，良久方还。"明确指出代脉的歇止是有规律的。代脉的形象特征是脉来迟缓，脉力较弱，呈现有规律的歇止，间隔时间较长，包含了节律、形态、脉力等方面的参差不匀。现代医学认为，代脉是心脏节律不齐的表现，脉搏节律呈现成比例的歇止或弱小搏动，可呈二联律（一跳一歇或一强一弱），或三联律（二跳一歇或二强一弱），以及多联律等。正如张景岳所描述的"忽见软弱，乍数乍疏，乃脉形之代；其断而复起，乃至数之代，两者皆称为代。"

代脉的指下特征是：脉搏出现有固定节律的歇止或弱小。歇止或弱小可呈现多种比例，如2:1、3:1或5:1等。歇止或弱小有三种形态：①脉搏强弱交替出现，一次弱搏动距前面的一次强搏动脉搏的时限较短，而距其后面的一次强搏动脉搏的时限较长，表现出一较长的歇止；②在常态脉搏之后有一次长歇止，而后复动；③一次搏动一次歇止。

结、促、代脉三种脉象均有歇止现象，需要注意鉴别。结、促脉歇止均不规律，且结脉脉缓而促脉数；代脉脉率可快可慢，但歇止有规律且歇止时间较长。

二、代脉主病

【原文】

代主脏衰，危恶之候。脾土败坏，吐利为咎①，中寒②不食，腹疼难救。两动一止，三四日死；四动一止，六七日死。次第③推求，不失经旨。

【提要】

论述代脉的主病及其预后。

【注释】

①咎：过错、罪过、灾祸。

②中寒：中医病证名，含义有三：一为类中风之一，又名寒中，证见身体强直，口噤不语，或四肢颤抖，或洒洒恶寒，或翕翕发热，或猝然眩晕，身无汗。二是寒邪直中三阴，病人真阳素虚，阴寒内盛，一得外寒，则直中三阴，而为中寒之证，症见恶寒身踡，手足厥冷，遍身疼痛，面如刀刮，口吐冷涎，下利，无热，不渴，小便清白等。三是指阳明病之一，以不能食为主要表现。此处中寒当指寒邪直中三阴。

③次第：依一定顺序，一个挨一个地。

【译文】

代脉的主病多为脏气衰微，是危重险恶的证候。代脉多是脾气竭绝的表现，常见到呕吐、腹泻，寒邪直中脘腹而不欲饮食，兼见腹部疼痛，多预后不好。如果脉搏跳两下停一下，一般只能活三四天；脉搏跳四下停一下，则能维持六七日。以此类推，不失《黄帝内经》之旨意。

【解析】

代脉是脉缓而有规则地歇止，其歇止的时间比结、促脉长，多主脏气衰微。由于元气虚衰，难以运血，致脉气运行不相连续，故脉有歇止，良久不能自还，说明病情较重。脏气不足，出现代脉，以心气不足或脾气不足，或心脾两虚为多见。

代脉的发生机制是由于心脏病变出现的期前收缩，或房室传导比例为 3:2 的Ⅱ度房室传导阻滞，或窦性节律呈固定比例发生的联律性改变，如二联律(1:1)、三联律(2:1)、四联律(3:1)、五联律(4:1)等而形成的。由于心脏发生固定性节律不整，脉搏亦相应地出现联律性改变，即脉来时有一止，止有定数，良久复来。

对于代脉的预后判测，应视疾病与病情而定。虽然主病歌曰："两动一止，三四日死；四动一止，六七日死。"但是临床上并不尽然。如急性心肌梗死见代脉，应视为危候，但经恰当的治疗可以获愈；有部分慢性冠心病、心肌病、心肌炎等，可见代脉，虽属病理性质，但不是险证；再如猝逢惊恐、跌打损伤或痛证，也可见到代脉，系因邪气阻遏脉道，血行涩滞，致脉气一时性不相衔接所造成，此时代脉应指有力，且为时短暂，也不可误认为是重病；而青年人的神经功能性代脉，临床也不少见。李中梓也认识到这个问题，故在按语中说："《内经》以代脉一见，为脏气衰微，脾气脱绝之诊也。惟伤寒心悸，怀胎三月，或七情太过，或跌打重伤，及风家痛症，俱不忌代脉，未可断其必死耳！滑伯仁曰：'无病而羸瘦脉代者，危候也；有病而气血乍损，只为病脉。'此伯仁为暴病者言也。若久病得代脉而冀其回春者，万不得一也。"并且李中梓还举一医案加以证明："善化县黄桂岩，心疼夺食，脉三动一止，良久不能自还。施笠泽云："五脏之气不至，法当旦夕死。"余曰："古人谓痛甚者脉多代。周梅屋云：'少得代脉者死，老得代脉者生。'今桂岩春秋高矣，而胸腹负痛，虽有代脉，不足虑也。"果越两旬而桂岩起矣。故医非博览，未易穷脉之变耳。"所以临床上见到代脉时，不可轻断危候，应参证分析，做出准确的判断，切勿造成患者恐慌心理。

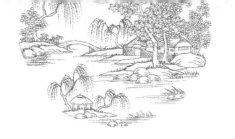

第二十三章　革脉（阳中之阴）

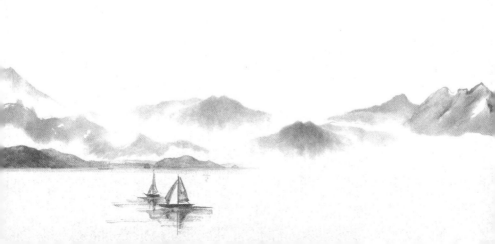

第二十三章 实训（中药）（续表）

一、革脉体象

【原文】

革大弦急，浮取即得；按之乃空，浑如鼓革[1]。

【提要】

论述革脉的脉形表现特征。

【注释】

①鼓革：革是经过加工的兽皮。鼓革，即鼓皮。

【译文】

革脉的特点是脉大而弦，具有紧绷感，浮取即得，但如加重力量按寻，则感觉很空虚，就像按在绷紧的鼓皮上。

【解析】

李中梓曰："革者，皮革之象也。表邪有余，而内则不足也。恰如鼓皮，外则绷急，内则空虚也。浮举之而弦大，非绷急之象乎？沉按之而豁然，非中空之象乎？"即言革脉的脉象特点是脉大、中空、外坚、微弦，即浮取可明显感到脉管的搏动，且搏指质感较硬，但用中等力量按之则有中空之感，恰似指压鼓皮，外急而内空。革脉的形成主要是由于精血亏虚，正气不固，气无所恋而浮越于外，故脉位浮取即得。由于精血不足，不能外荣，脉管失去柔性，弹性降低，故按之搏指感较强；而精血亏虚，脉管不充，故用中等力量按之即感空虚。

二、革脉主病

【原文】

革主表寒，亦属中虚①。左寸之革，心血虚痛；右寸之革，金衰气壅。左关遇之，疝瘕为祟；右关遇之，土虚为疼。左尺之革，精空可必；右尺之革，殒命②为忧。女人得之，半产③漏下④。

【提要】

分述革脉的性质、主病，以及出现在寸、关、尺三部的主病。

【注释】

①中虚：有两个含义，一指中气（脾胃之气）虚，一指里虚。在此指里虚。

②殒命：死亡。

③半产：妊娠 3 个月以上流产的。

④漏下：指不在行经期间阴道持续出血、淋漓不断的病证。

【译文】

革脉既见于表寒证，又见于里虚证。如果左寸部见革脉，多属心血不足引起的心痛；右寸部见革脉，是肺气虚衰而气机不畅。左关部见革脉，往往是疝痛瘕聚之类的疾病作祟；右关部见革脉，则属脾胃虚弱、脘腹疼痛。左尺部见到革脉，必是肾精亏损；右尺见到革脉，多为病情危重之兆。女性见到革脉，常是小产或漏下病。

【解析】

李中梓认为革脉的病理机制是"惟表有寒邪，故弦急之象见焉；惟中亏气血，故空虚之象显焉。"即表寒里虚，事实上，出现革脉的关键是里虚，临床上革脉主要见于精血亏损的虚劳性病证，在精血亏损的同时，又外感风寒的时候更容易见到。因精血亏损，不能充盈脉道，故重按则指下空虚；因寒主收引，使血管收缩拘急，故切之有弦急之象。左寸主心，故左寸见革脉为心血不足；右寸主肺，故右寸见革脉为肺气衰竭；左关主肝胆，故左关见革脉为肝气郁结疼痛；右关主脾胃，故右关见革脉为脾胃虚弱。左尺为真阴，左尺见革脉必是肾精亏虚；右尺为真阳，故右尺见革脉多为阳竭病危。一般而言，革脉出现在女性，多为精血亏损、堕胎、月经过多、崩漏、外伤出血及心脾两虚，常表现为面色苍白、头晕目眩、心悸气短等症状；革脉出现在男性，则常有遗精、早泄、盗汗、腰膝酸软等肾中精气亏损的表现。

　　临床上，革脉常常出现在多种虚劳性疾病中，如再生障碍性贫血出血、肺结核咯血、妇科出血性疾病，或某些老年性疾病失液较多时，均可因血容量不足而出现革脉。如果在慢性病的发展过程中见到革脉，经积极治疗，有望治愈；如果在急性病中见到革脉，并且按之毫无和缓之象，则是脉无胃气的表现，常常显示病情比较危重。

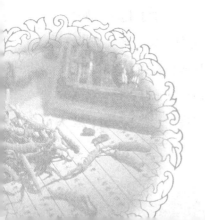

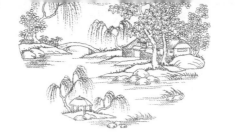

第二十四章　牢脉（阴中之阳）

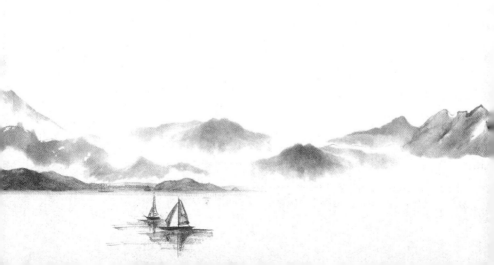

一、牢脉体象

【原文】

牢在沉分，大而弦实；浮中二候，了不可得①。

【提要】

论述牢脉的脉形表现特征。

【注释】

①了不可得：了，副词，完全、全然的意思。了不可得即全然触摸不到。

【译文】

牢脉在沉取的脉位才能触到，其脉体实大而弦长，而在浮取和中取时，全然触摸不到。

【解析】

牢脉的特征有二：一是脉位沉，浮、中取均不得；二是实、大、弦、长。正如李中梓所说："牢有二义，坚牢固实之义，又深居在内之义。故树木以根深为牢，盖深入于下者也。

监狱以禁囚为牢，深藏于内者也。"

现代临床研究表明，牢脉主要见于高血压与动脉硬化并存的患者。这是因为动脉硬化时，脉管弹性降低，血管壁变硬；高血压时，外周血管阻力增大，紧张度增强，因而呈现出弦而有力、实大沉而不移的脉象。

二、牢脉主病

【原文】

牢主坚积①，病在乎内。左寸之牢，伏梁②为病；右寸之牢，息贲③可定。左关见牢，肝家血积④；右关见牢，阴寒痞癖⑤。左尺牢形，奔豚为患；右尺牢形，疝瘕痛甚。

【提要】

分述牢脉及其出现在寸、关、尺三部的主病。

【注释】

①坚积：为气滞血瘀所致的癥瘕积聚等实邪结聚体内。

②伏梁：古病名，多由气血郁滞所形成的病证，主要表现为心下至脐部周围有包块。

③息贲：古病名，因各种原因引起肺失肃降、肺气郁积所形成的病

证，症见胸胁胀满，呼吸气逆而见咳喘等。

④血积：古病名，因瘀血停滞导致的病证，多见于脘腹部，主要表现为痛有定处，夜间痛甚。因中医学认为肝主疏泄、主藏血，故治疗血积常需治肝。

⑤痞癖：痞为脘腹间气机阻塞不舒的一种自觉症状。癖指潜匿于两胁之间的积块，平时寻摸不见，痛时才能摸到。

【译文】

牢脉主要是由气滞血瘀等形成的实邪结聚于体内所致。左寸部脉牢，一般是心下至脐部周围有包块的伏梁病；右寸部脉牢，多是胸胁胀满、呼吸气逆的息贲病。左关部脉牢，多属脘腹部有瘀血停滞的血积病；右关部脉牢，是阴寒内盛所致的脘腹痞闷不舒或两胁有积块的痞癖。左尺部脉牢，是气从下腹上冲心胸，甚则直达咽喉的奔豚病；右尺部脉牢，常为疝瘕所致的剧烈疼痛。

【解析】

牢脉主要见于邪气内阻、实邪结聚体内的病变，如阴寒内结，阳气沉潜于下，或气滞血瘀，凝结成固定难移的癥瘕积聚。正常情况下，牢脉多见于实证；特殊情况下，牢脉也可见于虚证，如失血、阴虚等患者反见到牢脉，此时为脉证相反的反常脉象，提示病情危重，预后欠佳。正如李中梓在按语中引沈氏云："似沉似伏，牢之位也。实大弦长，牢之体也。牢脉所主之症，以其在沉分也，故悉属阴寒；以其形弦实也，故咸为坚积。若夫失血亡精之人，则内虚，而当得革脉，乃为正象；若反得牢脉，是脉与症相反，可以卜死期矣。"

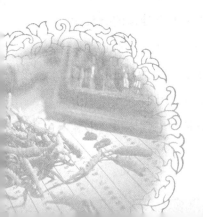

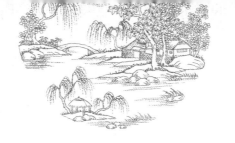

第二十五章　散　脉

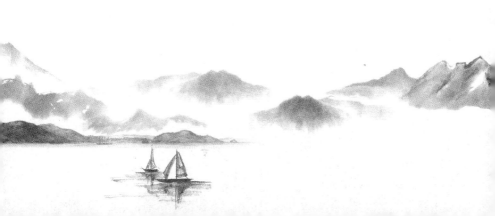

一、散脉体象

【原文】

散脉浮乱，有表无里[①]；中候渐空，按则绝矣。

【提要】

论述散脉的脉形表现特征。

【注释】

①有表无里：此表指浮部，里指沉部。浮取感觉脉搏虚大，称"有表"；用力重按则脉搏涣散，甚至触摸不到，称"无里"。

【译文】

散脉的脉象浮而散乱，轻取感觉虚大，稍用力中取则渐渐感到空虚，重按则有欲绝之象，甚至触摸不到。

【解析】

李中梓曰："散有二义，自有渐无之象，亦散乱不整之象也。当浮候之，俨然大而成其为脉也；及中候之，顿觉无力而减其十之七八矣；至沉候之，杳然不可得而见矣。渐重渐无，渐轻渐有。明乎此八字，而散字之义得，散脉之形确着矣。"
即言散脉的二重含意，一是从有逐渐到无，一是散乱不整。散
脉的脉象特点是：轻取即有，感浮大无力，稍用力中取，则渐
感空虚，重按之则欲绝，甚至杳然无踪，为无根之脉，常有脉
动不规则，时快时慢、搏动不均匀，时轻时重、脉力不一致，
但无明显歇止。由于散脉的节律不齐、脉力不一、指下来去不
清的特点，故后世有"散似扬花无定踪"的形象比喻。

二、散脉主病

【原文】

散为本伤，见则危殆。左寸见散，怔忡不寐；右寸见散，
自汗淋漓。左关之散，当有溢饮①；右关之散，胀满蛊疾②。
左尺见散，北方③水竭；右尺得之，阳消命绝。

【提要】

分述散脉及其出现在寸、关、尺三部时的主病。

【注释】

①溢饮：四饮之一，指饮邪停留于体表肌肤之间，以肢体浮肿为主
要表现。

②蛊疾：是指由寄生虫或血吸虫等引起的鼓胀病，又称蛊胀。

③北方：按五行学说，北方与肾均属水，故此处用北方代指肾。

【译文】

散脉是人体元气、脏腑根本大伤的表现，一般出现在危重证候中。左寸部见散脉，多见心慌心悸、失眠不寐；右寸部见散脉，常常自汗淋漓。左关部见散脉，多为有肢体浮肿的溢饮病；右关部见散脉，多是寄生虫或血吸虫等引起的腹部胀满水肿的疾患。散脉见于左尺部，属于肾水耗竭之危候；散脉见于右尺部，是阳气消散、生命将绝之征。

【解析】

散脉为元气耗散，脏腑精气欲绝，病情危重的征象，尤其是心、肾之气将绝的危重病证容易出现。由于气血虚衰，脏腑精气衰败，阴不敛阳，脉气涣散而不能内敛以鼓动血脉，以致脉象浮而散乱，脉力不一，至数不规则。故《脉理求真》说："散为元气离散之象，肾绝之应。盖肾脉本沉，而脉按之反见浮散，是先天之根本已绝。"《诊家枢要》说："散，不聚也。为气血耗散，脏腑气绝，有病脉主虚阳不敛，又主心气不足，大抵非佳脉也。"

李中梓认为："古人以代散为必死者，盖散为肾败之征，代为脾绝之候也。肾脉本沉，而散脉按之不可得见，是先天资始之根本绝也。脾脉主信，而代脉歇至不愆其期，是后天资生之根本绝也。故二脉独见，均为危殆之候；而二脉交见，尤为必死之符。"可管窥散脉之预后。现代有医家认为，严重的心脏病如动脉粥样硬化性心脏病、风湿性心脏病等出现多元性室性早搏、房颤等时容易见到散脉，这也说明临床见到散脉，多预示病情较危重，预后欠佳。

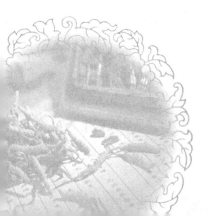

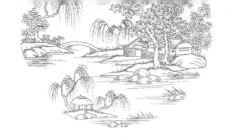

第二十六章　芤脉（阳中之阴）

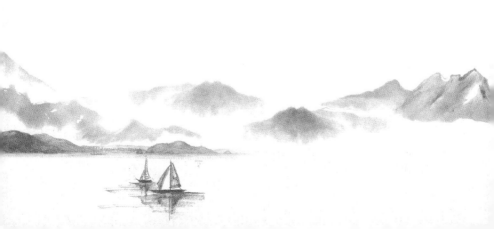

一、芤脉体象

【原文】

芤乃草名，绝类慈葱①；浮沉俱有，中候独空。

【提要】

论述芤脉的脉形表现特征。

【注释】

①慈葱：是葱之正名。中药材亦名"细香葱"。

【译文】

芤本是一种植物的名称，具体来说是慈葱的别名。芤脉的脉体形象是浮取、沉取均能得到，唯独中取指下感觉是空虚的。

【解析】

芤脉的脉象特征是轻取即得，脉体大而应指无力，按之上下或两边实而中间空虚，如按葱管。芤脉的脉位偏浮、形大、势软而中空，是一种脉管内血流量减少，充盈度不足，紧张度低下的状态。

芤脉与革脉均有按之中空之感，但革脉浮弦而硬，如按鼓皮；芤脉浮虚而软，如按葱管。临证应仔细体会之。

二、芤脉主病

【原文】

芤脉中空，故主失血。左寸呈芤，心主丧血；右寸呈芤，相傅①阴伤。芤入左关，肝血不藏②；芤现右关，脾血不摄③。左尺如芤，便红④为咎；右尺如芤，火炎精漏⑤。

【提要】

分述芤脉的性质、主病，以及出现在寸、关、尺三部的主病。

【注释】

①相傅：《素问·灵兰秘典论》曰："肺者，相傅之官，治节出焉。"故此处用相傅代指肺。

②肝血不藏：中医学认为肝主藏血，即肝有储藏血液以备身体需要时之用和防止出血的作用，故中医学将因肝的问题出现的出血等，多称肝血不藏或肝不藏血。

③脾血不摄：中医学认为脾主统血，即脾有统摄血液、防止出血的

作用，故中医学将因脾气虚导致的出血，多称为脾血不摄或脾不统血。

④便红：即便血。

⑤精漏：指遗精、滑精等失精之证。

【译文】

芤脉的脉象中空，所以主失血证。左寸部呈现芤脉，是心血丧失之征；右寸部呈现芤象，是肺脏阴津大伤之象。左关部出现芤脉，常为肝不藏血所致的出血；右关部出现芤脉，则为脾不摄血所致的出血。左尺部出现芤脉，大多见有大便便血；右尺部出现芤脉，则多是虚火内炎导致的大量失精。

【解析】

芤脉的出现多因突然失血过多，血容量骤然减少，营血不足，无以充脉，或津液大伤，血液不得充养，阴血不能维系阳气，阳气浮散所致。所以无论肝不藏血、脾不摄血或其他原因导致的出血如血崩、消化道大出血、外伤性大出血、呕血、鼻衄或严重吐泻时均可出现芤脉。芤脉常常是失血过程中出现的一过性脉象。现代研究发现，在大量失血失液过程中，血管尚未明显收缩之前，由于血容量不足，而血管壁又具有一定的紧张度，所以呈现脉居浮位，中候空虚的脉搏状态。

此外，一些慢性消耗性疾病发展过程中，出现突发性的脱血、亡阴时也可见到芤脉。而临床上的失精遗泄，则罕有见到芤脉者。

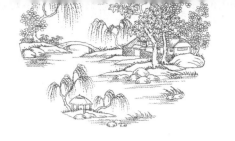

第二十七章　伏脉（阴）

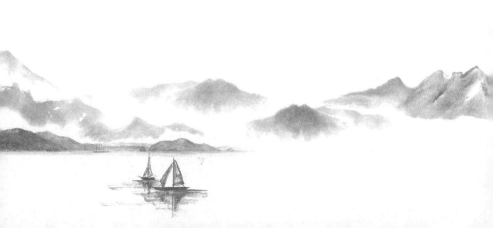

一、伏脉体象

【原文】

伏为隐伏，更下于沉；推筋着骨①，始得其形。

【提要】

论述伏脉的脉形表现特征。

【注释】

①推筋着骨：重按至推动筋脉至骨。

【译文】

伏脉的脉象极为深在隐伏，沉取也难得之，必须重按至推筋着骨，才能触到其脉形。

【解析】

伏脉的脉象特点是脉管的搏动部位比沉脉更深，隐伏于筋下，附着于骨上，浮取与中取均不应手，需重按直至骨上，并以适宜的压力推动筋肉，细心触摸才能扪及脉搏跳动，有时甚至会伏而不见。

与伏脉相似的脉象有沉脉、牢脉，这三种脉位均在深位，轻取不得。但是，沉脉重按即得，牢脉沉取实大弦长、坚实不移，而伏脉则脉位最深，须推筋着骨始得，甚至暂时伏而不见。

二、伏脉主病

【原文】

伏脉为阴，受病入深。伏犯左寸，血郁①之症；伏居右寸，气郁之痼。左关值伏，肝血在腹②；右关值伏，寒凝水谷。左尺伏见，疝瘕可验；右尺伏藏，少火③消亡。

【提要】

分述伏脉的性质、主病，以及出现在寸、关、尺三部的主病。

【注释】

①血郁：即血瘀。

②肝血在腹：肝主疏泄，肝主藏血，肝血在腹即指有瘀血停滞腹中。

③少火：始见于《素问·阴阳应象大论》，本义为气味平和之药物或食物。在此是一种正常的、具有生气的火，一般指人体正常的阳气而言。

【译文】

伏脉多见于阴证，是病邪深入的征象。伏脉见于左寸部，是血瘀引起的病证；伏脉见于右寸部，为气机郁滞之象。左关部见伏脉，常为肝之阴血瘀积在腹；右关部见伏脉，则多是寒邪凝滞中焦，水谷不化。左尺部见伏脉，往往是疝痛、癥瘕之类的疾病所致；右尺部见伏脉，预示人体正常的阳气即将消亡。

【解析】

伏脉主要见于邪气内阻、深伏于里的病证。因邪气闭塞于内，气血凝滞，脉气不得宣通，故脉管潜伏而不显，但必伏而有力。临床上伏脉常见于邪闭、厥病和痛极的病人，亦可见于癥瘕积聚、痰饮宿食停滞、水谷不化等证。此外，伏脉还可见于寒邪侵袭、闭塞经脉或肾阳虚极、阴寒内生之证，但此时伏脉常常兼迟，如寒邪闭塞或肾阳虚阴寒内盛所致的腹痛疝气、下利清谷、精少清冷等寒闭证。正如《诊宗三昧》所说："凡气郁血结久病，乃疝瘕、留饮、水气宿食、霍乱吐利等脉，每多沉伏，皆经脉阻滞，营卫不通之故。"

暴病出现伏脉为阴盛阳衰之象，常是厥脱之先兆；久病见伏脉为气血亏损、阴枯阳竭之证。因此，这时出现的伏脉多系阳气脱绝，不能鼓动于脉，而致脉搏沉而不起，难以接济，是疾病深重或恶化的标志之一。

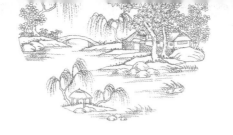

第二十八章　疾脉（阳）

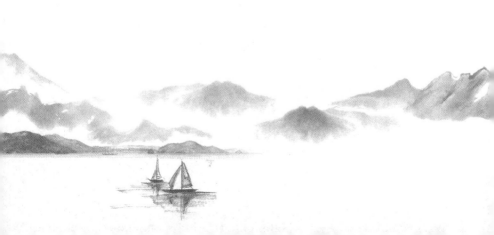

一、疾脉体象

【原文】

疾为急疾，数之至极；七至八至，脉流薄疾①。

【提要】

论述疾脉的脉形表现特征。

【注释】

①脉流薄疾：薄，急迫、迅速义。疾，快速义。脉流薄疾即血脉流动非常快。

【译文】

疾脉的脉象特点是躁急迅速，脉搏搏动速度快到了极点，可达到一呼一吸脉搏跳动七到八至，脉流异常急速。

【解析】

李中梓说："六至以上，脉有两称，或名曰疾，或名曰极，总是急速之形，数之甚者也。"即判断疾脉的关键是脉率极快，一呼一吸达到七到八至。中医学有"七至为疾，八至为极脉，九至为脱脉"之说，但一般将一息七、八、九至的脉率均归为疾脉，也就是说，疾脉的脉率快于数脉，在140次/分以上。

二、疾脉主病

【原文】

疾为阳极，阴气欲竭。脉号离经，虚魂将绝，渐进渐疾，旦夕殒灭。左寸居疾，弗戢①自焚；右寸居疾，金②被火乘。左关疾也，肝阴已绝；右关疾也，脾阴消竭。左尺疾兮，涸辙③难濡；右尺疾兮，赫曦④过极。

【提要】

分述疾脉的性质、主病，以及出现在寸、关、尺三部的主病。

【注释】

①弗戢：戢，收敛、收藏义。不戢即不能收敛，不能收藏。

②金：肺五行属金，此处金代指肺。

③涸辙：出自成语"涸辙之鲋"（见《庄子·外物》），喻肾阴枯竭。

④赫曦：光明盛大貌，喻孤阳独亢。

【译文】

疾脉的产生是由于阳热亢极，或阴气欲竭、虚阳上越。脉搏的跳动似乎将要脱离经脉，显示精气极虚，生命将绝；若脉搏跳动越来越快，则有旦夕殒命的危险。左寸部见疾脉，是心火炎盛，不能敛藏，有殒命之险；右寸部见疾脉，则是心火乘伤肺金。左关部见疾脉，显示肝阴已绝，阴不敛阳；右关部见疾脉，则是脾阴消铄耗竭之象。左尺部见疾脉，乃是肾阴枯竭不能濡润全身；右尺部见疾脉，则为孤阳独亢上越至极。

【解析】

对于临床上何种情况可以出现疾脉，李中梓认为："是惟伤寒热极，方见此脉，非他疾所恒有也。若劳瘵虚惫之人，亦或见之，则阴髓下竭，阳光上亢，有日无月，可与之决短期矣。阴阳易病者，脉常七八至，号为离经，是已登死籍者也。"由此可见，疾脉均为热证，可见于实热证和虚热证。实热证见疾脉，见于外感热性病极期，系因阳亢无制，热迫血行，故脉来躁疾，但因正气尚未衰竭，能与邪抗争，脉必疾而有力；虚热证见疾脉，则是真阴欲竭，孤阳独亢，脉必疾而无力。如果是阳热至极，常常突然转变为微弱之脉，显示病危；而劳瘵虚惫之人，若见到疾脉，则是阴液耗竭而虚阳上亢，一般为恶证，预后不良。

古人见到脉搏一息七到八至并不都诊断为疾脉，如李中梓在按语中所说："至夫孕妇将产，亦得离经之脉，此又非以七八至得名，如昨浮今沉，昨大今小，昨迟今数，昨滑今涩，但离于平素经常之脉，即名为离经矣。"可见在临床上研究分析问题，均需要一切从实际出发，具体问题具体分析，学者切忌胶柱鼓瑟。

古人见到疾脉，常判定为危恶之候。而在现代临床上，见疾脉多为两种情况：一为阵发性，历时短暂，仅出现数分钟或数小时，多则数日，患者可有心悸、气短、头晕，甚至心绞痛、昏厥等症状；二为持久性，历时可达数周、数月以上，一般症状较轻。应根据具体情况，辨证审因论治。所以，临床上见到疾脉不可妄断危候，人为造成恐慌。

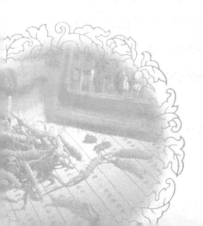

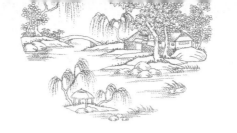

附 《诊家正眼·四言脉诀》原文

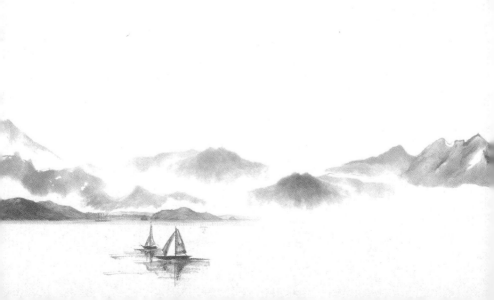

浮脉（阳）

体象 浮在皮毛，如水漂木；举之有余，按之不足。

主病 浮脉为阳，其病在表。寸浮伤风，头疼鼻塞。左关浮者，风在中焦；右关浮者，风痰在膈。尺部得之，下焦风热，小便不利，大便秘涩。

兼脉 无力表虚，有力表实。浮紧风寒，浮迟中风，浮数风热，浮缓风湿，浮芤失血，浮短气病，浮洪虚热，浮虚暑惫，浮涩血伤，浮濡气败。

沉脉（阴）

体象 沉行筋骨，如水投石；按之有余，举之不足。

主病 沉脉为阴，其病在里。寸沉短气，胸痛引胁；或为痰饮，或水与血。关主中寒，因而痛结；或为满闷，吞酸筋急。尺主背痛，亦主腰膝；阴下湿痒，淋浊痢泄。

兼脉 无力里虚，有力里实。沉迟痼冷，沉数内热。沉滑痰饮，沉涩血结。沉弱虚衰，沉牢坚积。沉紧冷疼，沉缓寒湿。

迟脉（阴）

体象 迟脉属阴，象为不及；往来迟慢，三至一息。

主病 迟脉主藏，其病为寒。寸迟上寒，心痛停凝；关迟中寒，藏结挛筋；尺迟火衰，溲便不禁；或病腰足，疝痛牵阴。

兼脉 有力积冷，无力虚寒。浮迟表冷，沉迟里寒。迟涩血少，迟缓湿寒。迟滑胀满，迟微难安。

数脉（阳）

体象 数脉属阳，象为太过；一息六至，往来越度。

主病 数脉主腑，其病为热。寸数喘咳，口疮肺痈；关数胃热，邪火上攻；尺数相火，遗浊淋癃。

兼脉 有力实火，无力虚火。浮数表热，沉数里热。阳数君火，阴数相火。右数火亢，左数阴戕。

滑脉（阳中之阴）

体象 滑脉替替，往来流利；盘珠之形，荷露之义。

主病 滑脉为阳，多主痰液。寸滑咳嗽，胸满吐逆；关滑胃热，壅气伤食；尺滑病淋，或为痢积；男子溺血，妇人经郁。

兼脉 浮滑风痰，沉滑痰食。滑数痰火，滑短气塞。滑而浮大，尿则阴痛。滑而浮散，中风瘫痪。滑而冲和，娠孕可决。

涩脉（阴）

体象 涩脉蹇滞，如刀刮竹；迟细而短，三象俱足。

主病 涩为血少，亦主精伤。寸涩心痛，或为怔忡；关涩

198

阴虚，因而中热，右关土虚，左关胁胀；尺涩遗淋，血痢可决；孕为胎病，无孕血竭。

兼脉 涩而坚大，为有实热；涩而虚软，虚火炎灼。

虚脉（阴）

体象 虚合四形，浮大迟软；及乎寻按，几不可见。

主病 虚主血虚，又主伤暑。左寸心亏，惊悸怔忡；右寸肺亏，自汗气怯。左关肝伤，血不营筋；右关脾寒，食不消化。左尺水衰，腰膝痿痹；右尺火衰，寒证蜂起。

实脉（阳）

体象 实脉有力，长大而坚；应指幅幅，三候皆然。

主病 血实脉实，火热壅结。左寸心劳，舌强气涌；右寸肺病，呕逆咽疼。左关见实，肝火胁痛；右关见实，中满气疼。左尺见实，便闭腹疼；右尺见实，相火亢逆。

兼脉 实而且紧，寒积稽留。实而且滑，痰凝为祟。

长脉（阳）

体象 长脉迢迢，首尾俱端；直上直下，如循长竿。

主病 长主有余，气逆火盛。左寸见长，君火为病；右寸见长，满逆为定。左关见长，木实之殃；右关见长，土郁胀闷。左尺见长，奔豚冲兢；右尺见长，相火专令。

短脉（阴）

体象　短脉涩小，首尾俱俯；中间突起，不能满部。

主病　短主不及，为气虚症。短居左寸，心神不定；短见右寸，肺虚头痛。短在左关，肝气有伤；短在右关，膈间为殃。左尺见短，少腹必疼；右尺见短，真火不隆。

洪脉（阳）

体象　洪脉极大，状如洪水；来盛去衰，滔滔满指。

主病　洪为盛满，气壅火亢。左寸洪大，心烦舌破；右寸洪大，胸满气逆。左关见洪，肝木太过；右关见洪，脾土胀热。左尺洪大，水枯便难；右尺洪大，龙火燔灼。

微脉（阴）

体象　微脉极细，而又极软；似有若无，欲绝非绝。

主病　微脉模糊，气血大衰。左寸惊怯，右寸气促。左关寒挛，右关胃冷。左尺得微，髓绝精枯。右尺得微，阳衰命绝。

细脉（阴）

体象　细直而软，累累萦萦；状如丝线，较显于微。

主病　细主气衰，诸虚劳损。细居左寸，怔忡不寐；细在右寸，呕吐气怯。细入左关，肝阴枯竭；细入右关，胃虚胀满。左尺若细，泄痢遗精；右尺若细，下元冷惫。

濡脉（阴中之阳）

体象 濡脉细软，见于浮分；举之乃见，按之即空。

主病 濡主阴虚，髓绝精伤。左寸见濡，健忘惊悸；右寸见濡，腠虚自汗。左关逢之，血不营筋；右关逢之，脾虚湿侵。左尺得濡，精血枯损；右尺得之，火败命乖。

弱脉（阴）

体象 弱脉细小，见于沉分；举之则无，按之乃得。

主病 弱为阳陷，真气衰弱。左寸心虚，惊悸健忘；右寸肺虚，自汗短气。左关木枯，必苦挛急；右关土寒，水谷之疴。左尺弱形，涸流可征；右尺若见，阳陷可验。

紧脉（阴中之阳）

体象 紧脉有力，左右弹人；如绞转索，如切紧绳。

主病 紧主寒邪，亦主诸痛。左寸逢紧，心满急痛；右寸逢紧，伤寒喘嗽。左关、人迎，浮紧伤寒；右关、气口，沉紧伤食。左尺见之，脐下痛极；右尺见之，奔豚疝疾。

兼脉 浮紧伤寒，沉紧伤食。急而紧者，是为遁尸。数而紧者，当主鬼击。

缓脉（阴）

体象　缓脉四至，来往和匀；微风轻飐，初春杨柳。

兼脉主病　缓为胃气，不主于病。取其兼见，方可断症。浮缓风伤，沉缓寒湿，缓大风虚，缓细湿痹，缓涩脾薄，缓弱气虚。左寸涩缓，少阴血虚；右寸浮缓，风邪所居。左关浮缓，肝风内鼓；右关沉缓，土弱湿侵。左尺缓涩，精宫不及；右尺缓细，真阳衰极。

弦脉（阳中之阴）

体象　弦如琴弦，轻虚而滑；端直以长，指下挺然。

主病　弦为肝风，主痛主疟，主痰主饮。弦在左寸，心中必痛；弦在右寸，胸及头疼。左关弦见，痰疟癥瘕；右关弦见，胃寒膈痛。左尺逢弦，饮在下焦；右尺逢弦，足挛疝痛。

兼脉　浮弦支饮，沉弦悬饮。弦数多热，弦迟多寒。弦大主虚，弦细拘急。阳弦头痛，阴弦腹痛。单弦饮癖，双弦寒痼。

动脉（阳）

体象　动无头尾，其动如豆；厥厥动摇，必兼滑数。

主病　动脉主痛，亦主于惊。左寸得动，惊悸可断；右寸得动，自汗无疑。左关若动，惊及拘挛；右关若动，心脾疼痛。左尺见之，亡精为病；右尺见之，龙火奋迅。

促脉（阳）

体象 促为急促，数时一止；如趋而厥，进则必死。

主病 促因火亢，亦因物停。左寸见促，心火炎炎；右寸见促，肺鸣咯咯。促见左关，血滞为殃；促居右关，脾宫食滞。左尺逢之，遗滑④堪忧；右尺逢之，灼热为定。

结　脉

体象 结为凝结，缓时一止；徐行而怠，颇得其旨。

主病 结属阴寒，亦因凝积。左寸心寒，疼痛可决；右寸肺虚，气寒凝结。左关结见，疝瘕必现；右关结形，痰滞食停。左尺结见，痿躄之疴；右尺见结，阴寒为楚。

代脉（阴）

体象 代为禅代，止有常数；不能自还，良久复动。

主病 代主脏衰，危恶之候。脾土败坏，吐利为咎，中寒不食，腹疼难救。两动一止，三四日死；四动一止，六七日死。次第推求，不失经旨。

革脉（阳中之阴）

体象 革大弦急，浮取即得；按之乃空，浑如鼓革。

主病 革主表寒，亦属中虚。左寸之革，心血虚痛；右寸之革，金衰气壅。左关遇之，疝瘕为祟；右关遇之，土虚为疼。左尺之革，精空可必；右尺之革，殒命为忧。女人得之，半产漏下。

牢脉（阴中之阳）

体象　牢在沉分，大而弦实；浮中二候，了不可得。

主病　牢主坚积，病在乎内。左寸之牢，伏梁为病；右寸之牢，息贲可定。左关见牢，肝家血积；右关见牢，阴寒痞癖。左尺牢形，奔豚为患；右尺牢形，疝瘕痛甚。

散　脉

体象　散脉浮乱，有表无里；中候渐空，按则绝矣。

主病　散为本伤，见则危殆。左寸见散，怔忡不寐；右寸见散，自汗淋漓。左关之散，当有溢饮；右关之散，胀满蛊疾。左尺见散，北方水竭；右尺得之，阳消命绝。

芤脉（阳中之阴）

体象　芤乃草名，绝类慈葱；浮沉俱有，中候独空。

主病　芤脉中空，故主失血。左寸呈芤，心主丧血；右寸呈芤，相傅阴伤。芤入左关，肝血不藏；芤现右关，脾血不摄。左尺如芤，便红为咎；右尺如芤，火炎精漏。

伏脉（阴）

体象　伏为隐伏，更下于沉；推筋着骨，始得其形。

主病 伏脉为阴，受病入深。伏犯左寸，血郁之症；伏居右寸，气郁之疴。左关值伏，肝血在腹；右关值伏，寒凝水谷。左尺伏见，疝瘕可验；右尺伏藏，少火消亡。

疾脉（阳）

体象 疾为急疾，数之至极；七至八至，脉流薄疾。

主病 疾为阳极，阴气欲竭。脉号离经，虚魂将绝，渐进渐疾，旦夕殒灭。左寸居疾，弗戢自焚；右寸居疾，金被火乘。左关疾也，肝阴已绝；右关疾也，脾阴消竭。左尺疾兮，涸辙难濡；右尺疾兮，赫曦过极。